内分泌代谢疑难病例精选

曲 伸 李 虹 主编

上海科学技术出版社

图书在版编目（ＣＩＰ）数据

内分泌代谢疑难病例精选 / 曲伸，李虹主编. -- 上
海 ： 上海科学技术出版社，2021.1
ISBN 978-7-5478-5187-6

Ⅰ．①内… Ⅱ．①曲… ②李… Ⅲ．①内分泌病－病
案②代谢病－病案 Ⅳ．①R58

中国版本图书馆CIP数据核字(2020)第260430号

内分泌代谢疑难病例精选

曲　伸　李　虹　主　编

上海世纪出版(集团)有限公司
上 海 科 学 技 术 出 版 社 出版、发行
(上海钦州南路71号　邮政编码200235　www.sstp.cn)
浙江新华印刷技术有限公司印刷
开本 889×1194　1/32　印张 8
字数 150千字
2021 年 1 月第 1 版　2021 年 1 月第 1 次印刷
ISBN 978-7-5478-5187-6／R·2226
定价：68.00元

本书如有缺页、错装或坏损等严重质量问题，请向工厂联系调换

内容提要

　　上海市第十人民医院内分泌代谢临床工作者在诊疗中积累了大量对诊断思维和治疗方案有启发意义的疑难病例。本书对这些病例加以遴选，分列为下丘脑、垂体疾病、甲状腺/甲状旁腺疾病、糖尿病/代谢疾病、肥胖及相关疾病、骨代谢疾病、肾上腺疾病、电解质紊乱疾病等八章，共22个经典病例。通过回顾病史、实验室及其他影像学检查图像特点分析，结合手术病理、治疗过程和随访等结果，展开深入讨论和分析。

　　本书为广大内分泌代谢临床医师搭建以病例分享为主的学术交流平台，通过剖析疑难病例诊治过程，并对其中容易疏漏或误诊的地方进行分析和总结，旨在提高各级专科医师的诊断水平，特别是基层内分泌代谢医生及年轻医生的临床诊断能力。

编 委 会

主 编

曲 伸　李 虹

副主编

盛　辉　　程晓芸　　盛春君　　杨　篷
卜　乐　　张曼娜　　钱春花　　林紫薇

编 委
（按姓氏拼音排序）

柴尚玉	陈　铭	杜　磊	高晶杨	韩玉麒	李　峰
李　梁	李　楠	刘　璐	卢列盛	梅芳芸	宋科秀
苏　斌	孙　航	王吉影	王　璐	王兴纯	王雪璐
王严茹	温　馨	徐　倍	许小娟	杨沁园	杨绍玲
袁晓岚	张悠扬	周东雷	周姣姣	周玲玲	朱　冰
朱翠玲	祝　洁				

序

糖尿病、甲状腺功能亢进症长期以来被认为是内分泌代谢领域的主要疾病，投入了大量研究精力。而很多内分泌代谢疑难病症却被束之高阁，不为人知，又由于病因复杂，机制错综，存在着疾病诊断难、病因诊断更难的问题。

社会发展、科技进步带来了医学的转变和诊疗方法的更新，分子生物学及基因诊断技术的介入使过去许多神秘难测的内分泌代谢疾病浮出水面，也使常见病的诊疗趋于精准，因而固有的思维模式和临床经验已无法满足当代疾病诊疗的需要。

前沿的知识、缜密的思维和丰富的临床经验，是诊疗疾病的基础，也是保证患者健康的基石。同济大学附属上海市第十人民医院秉承对生命的敬畏之心，遵崇"医者仁心"，为患者精准诊疗，排忧解难，无微不至。

内分泌代谢科全体同仁呕心沥血，集思广益，以严谨的科学态度编就了这本病例精选。期望通过与同行的交流，惠及广大患者。期望本书既是一本临床病例分享，也是一条医者精进之路。

医术之高在于何以治之，高者之仁在于何时不为之！

在此作序，献给我的同仁和患者。

曲　伸

2020年12月

目　录

第七章　电解质紊乱疾病

第八章　其他

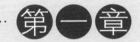

下丘脑/垂体疾病

1 垂体柄阻断综合征

杨沁园 温 馨 王雪璐 卜 乐 张曼娜 孙 航

背景资料

垂体柄阻断综合征(pituitary stalk interruption syndrome, PSIS)是指因垂体柄纤细或缺如导致下丘脑分泌的激素不能输送到垂体,引起多种垂体前叶激素分泌障碍。MRI特征性的表现为垂体柄变细或中断或缺如、垂体后叶异位或缺如、垂体前叶发育不良三联征。1987年,藤泽(Fujisawa)等首先报道了PSIS。临床上表现为孤立性或多种垂体前叶激素缺乏症(CPHDs),其中以生长激素和促性腺激素分泌障碍最常见。症状发作时间不定。PSIS发病率很低,国内新生儿发病率为1/10 000 ~ 1/4 000,国外为1/200 000。男性发病率高于女性,多无家族史。

病 例 简 介

患者,男性,23岁,因"性发育迟缓10余年"于2018年3月14日入住我院。患者10年前无明显诱因下出现性发育迟缓,当时身高为156 cm,体重为35 kg,未变声,无胡须、喉结、阴毛、腋毛生长,无乳房胀痛,自诉有遗精。患者2010年因双侧阴囊空虚,至儿科医院就诊,B超提示双侧睾丸位于双侧腹股沟管内,于2010年7月31日行双侧睾丸下降固定术。术后患者出现身高迅速增加,行走时反复出现双侧膝关节持续性剧痛,遂至外院骨科就诊行相关检查,膝关节正、侧位片示:双侧髌骨向上偏移,双侧膝关节骨骺尚未愈合。外院予以止痛等对症治疗,疼痛未见明显好转。现患者为进一步诊治,入院就诊。

患者为不足7月早产儿,出生时因难产使用产钳致双上肢活动受限,出生时体重为1.35 kg,身长不详,出生后奶粉喂养,1岁多会走路,语言能力正常,夜间无哭闹,13岁之前生长发育较同龄儿童慢,无挑食,无智力异常,无视力障碍。近10年来身高增长12 cm,体重增加16 kg。

患者2007年12月因"反复抽搐12小时"至儿科医院诊断为"病毒性脑炎,惊厥持续状态,低钠血症,上消化道出血,败血症",予以抗病毒、解痉、脱水降颅压、营养等治疗,否认出院后癫痫再次发作。患者既往至外院反复体检发现"甘油三酯升高,肝酶异常,血红蛋白降低,脂肪肝,脾肿大"。否认高血压、糖尿病、冠心病、哮喘、甲亢等慢性病史,否认肝炎、结核等传染病史。因产伤致双上肢活动受限,4岁至外院行"右旁路肩胛下肌延长+臂丛松解手术"。2010年7月因"隐睾"行双侧睾丸下降固定术,术后未随访睾丸功能。

体格检查:上部量78 cm,下部量90 cm,身高168 cm,体重51 kg,体重指数(BMI)18 kg/m^2,血压110/72 mmHg。乳房Tanner分期1期,睾丸Tanner分期2期,双侧睾丸在阴囊3 ml处,睾丸容积2~3 ml,阴茎3 cm×1.5 cm~4 cm×1.5 cm,无阴毛,无腋毛,无喉结,无胡须,未变声。

辅助检查:入院后,完善相关检查,见表1-1、图1-1。

病 情 分 析

结合患者存在的第二性征发育不良病史、实验室检查,首先排除了染色体异常,性激素六项提示为低促性腺激素性性腺功能减退,故排除原发性睾丸功能减退,考虑病变位于下丘脑或者垂体。

表1-1　患者主要检查结果

指　　标	检　测　值	参考值范围
染色体核型	46XY	
性激素		
卵泡刺激素（IU/L）	0.36	1.5 ～ 12.4
黄体生成素（IU/L）	< 0.1	1.7 ～ 8.6
泌乳素（mIU/L）	935.8	80 ～ 429
雌二醇（pmol/L）	18.35	94.8 ～ 223.0
孕酮（nmol/L）	0.16	0.159 ～ 0.474
睾酮（nmol/L）	0.09	14.0 ～ 25.4
生殖腺B超	双侧睾丸偏小	
人绒毛膜促性腺激素（HCG）兴奋试验	阴　性	
促性腺激素释放激素（GnRH）兴奋试验	阴　性	
垂体MR平扫+增强	垂体柄缺如，腺垂体发育不良及神经垂体异位可能，垂体柄阻断综合征首先考虑	
促肾上腺皮质激素、皮质醇节律		
促肾上腺皮质激素（8：00）（pg/L）	13.67	7 ～ 46
促肾上腺皮质激素（16：00）（pg/L）	13	
促肾上腺皮质激素（24：00）（pg/L）	11.75	

（续表）

指　　　标	检　测　值	参考值范围
皮质醇（8：00）（μg/L）	1.9	5～25
皮质醇（16：00）（μg/L）	1.5	3～13
皮质醇（24：00）（μg/L）	1.2	
甲状腺相关		
游离 T_3（FT_3）（pmol/L）	4.38	3.5～6.5
游离 T_4（FT_4）（pmol/L）	9.38	11.5～23.2
促甲状腺激素（TSH）（mIU/L）	5.424	0.38～4.34
其他		
钠（mmol/L）	138	137～147
氯（mmol/L）	100	99～110
空腹血糖（mmol/L）	5.0	3.9～6.1
糖化血红蛋白（%）	4.8	4.5～6.3
胰岛素样生长因子（ng/ml）	25	
生长激素（ng/ml）	＜0.05	＜10
左腕关节片	左腕关节组成骨及所示掌指骨骨骺线未闭合	
骨龄测定	16岁，小于生物学年龄	
骨密度测定	骨质疏松	
肾上腺CT	右侧肾上腺明显纤细、显示欠佳；左侧肾上腺体积小	
腹部超声	脂肪肝、脾肿大、前列腺发育不完全	

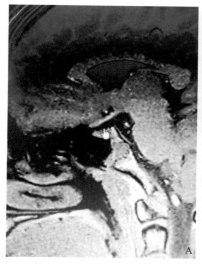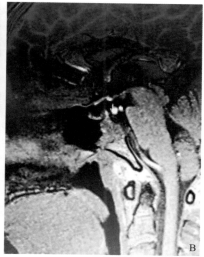

图 1-1　患者住院期间 MRI 检查。
A. 垂体柄缺如，腺垂体发育不良；B. 异位神经垂体

GnRH 兴奋试验不能被激发，因此进一步将病变部位定位于垂体。垂体 MRI 表现为 PSIS 三联征（垂体柄缺如、垂体后叶异位、垂体前叶发育不良），故明确诊断为 PSIS。

那么，患者是孤立的促性腺激素轴功能减退还是同时合并有多种垂体前叶功能减退呢？患者血钠、血氯处在正常值下限，血糖偏低，皮质醇低于正常下限，而未出现促肾上腺皮质激素（ACTH）的反应性上升，考虑垂体 ACTH 储备不足。结合患者肾上腺 CT 影像学表现考虑存在继发性肾上腺皮质功能不全。患者身高显著低于遗传学身高，生长激素水平低，建议进一步行精氨酸刺激试验，因患者家属拒绝，故未明确是否存在生长激素缺乏。

治 疗 过 程

诊断：① 垂体柄阻断综合征（低促性腺激素性腺功能减退

症,肾上腺皮质功能不全);② 睾丸功能减退症(隐睾,双侧睾丸下降固定术后);③ 骨质疏松症。

治疗:① 雄性激素替代治疗:十一酸睾酮 2 co,bid(后停用),改为十一酸睾酮注射液 250 mg,肌注,每月 1 次;② 肾上腺皮质功能不足补充治疗:醋酸可的松 12.5 mg,qd;③ 骨质疏松治疗:骨化三醇 0.25 μg,bid;钙尔奇-D 600 mg,qd。

随　　访

应用上述药物1个月后复查血钠139 mmol/L,血氯102 mmol/L,ACTH12.3 pg/ml,皮质醇2.1 μg/dl,卵泡刺激素0.39 IU/L,黄体生成素 < 0.1 IU/L,泌乳素776.7 mIU/L,雌二醇18.35 pmol/L,睾酮0.8 nmol/L,孕酮0.16 nmol/L。骨骼肌肉疼痛好转。

经验与体会

PSIS的发病率很低且发病机制尚不明确。本病例主要表现为垂体前叶功能减退症状,以生长激素缺乏导致的骨龄落后、身材矮小为主要表现,以及甲状腺轴、肾上腺轴、性腺轴受损导致的性器官发育不良及第二性征缺失。患者为早产儿,存在产伤,可能为PSIS的原因。MRI检查为诊断PSIS的直接证据。MRI分级可以预测PSIS的发生率和严重程度,这也与垂体靶腺器官激素水平缺乏的严重程度相关。

目前治疗以替代为主。纠正其激素紊乱,满足其生长发育和生理需求。亦可采取GnRH脉冲泵治疗,恢复建立垂体-性腺轴功能。

小　　结

综上所述,若临床表现为生长迟缓、身材矮小、青春期第二性征不发育,应仔细询问围生史及生长发育史,并全面评价垂体功能,常规进行垂体磁共振检查,后者是确诊PSIS最可靠的方法。确诊后根据激素缺乏种类,给予相应激素的替代治疗。对于性激素缺乏的患者,也可考虑尝试GnRH泵治疗。早期诊断早期治疗对于垂体柄阻断综合征患者的生长发育存在至关重要的作用。

专家述评

　　垂体柄阻断综合征与生长激素缺乏性侏儒症(GHD)或多种垂体激素缺乏症(MPHD)有关(生长激素缺乏伴随至少一种以上垂体前叶激素和/或垂体后叶激素的缺乏)。PSIS发病率很低且发病机制仍尚不明确。主要表现为垂体前叶功能减退的症状,以生长激素缺乏导致的骨龄落后、身材矮小为主要表现,以及甲状腺轴、肾上腺轴、性腺轴受损导致的性器官发育不良及第二性征缺失,男性主要表现为隐睾症及青春期后无阴毛、胡须等第二性征;女性主要表现为原发性闭经、乳房发育不全及幼稚外阴,而垂体后叶激素缺乏所致尿崩症在临床较少见。由于PSIS患者围生期事件发生率高,故分娩时的创伤可能是该病的病因学基础。在此病例中也是如此。MRI检查被认为是诊断PSIS的直接证据。MRI分级可以预测PSIS的发生率和严重程度,这也与垂体靶腺器官激素水平缺乏的严重程度相关。

　　有研究对比了55例PSIS患者,生长激素、促性腺激素、ACTH和促甲状腺激素(TSH)的缺乏率分别为100%、95.8%、81.8%、76.3%,36.4%的患者发现高泌乳素血症。92.7%的患者发现3种或更多垂体激素缺乏症。本例患者存在明确的促性腺激素、ACTH的缺乏，此外，推测患者亦可能存在生长激素缺乏，TSH虽然正常偏高，但游离T_4下降，说明甲状腺轴的储备功能减低。除累及垂体前叶功能以外，约20%～50%的病例具有一些相关的先天性异常，例如唇裂和腭裂、膈肌缺失、轴性骨骼异常，最常见的是视神经发育不全，这些均提示与神经嵴细胞的不正确胚胎迁移有关。除了影像学所示的垂体结构及三大轴系激素的异常，生化指标的异常同样值得关注。Jang等报道了一例以严重低钠血症为首要症状的PSIS患儿。本病例同样存在血钠偏低的表现。因此以低钠血症入院的患者需警惕PSIS的可能。

早发现、早诊断、早期补充性激素及促性腺激素对患者身高及性腺发育尤为重要。此外，在PSIS患者中，其他的脑垂体前叶缺乏症通常与生长激素缺乏症有关，因此，及早地应用生长激素替代疗法对PSIS患者大有裨益。对于有生育需求的患者可采取GnRH脉冲泵治疗，脉冲GnRH治疗对大多数PSIS患者能有效建立垂体-睾丸轴功能。大部分患者对GnRH脉冲治疗反应良好，促性腺激素水平逐渐升高至正常，少数患者虽然治疗反应不佳，但卵泡刺激素（FSH）和黄体生成素（LH）水平也较治疗前有所升高。另一种在临床上常用的方法是青春期时给予HCG注射刺激睾丸间质细胞生成睾酮，在有生育需求时给予人绝经期促性腺激素（HMG）治疗促进曲细精管生精。本例患者有10余年隐睾病史，睾丸曲细精管生精功能差，且患者不愿尝试HCG+HMG或GnRH泵治疗，故予以十一酸睾酮口服补充雄激素，后期将继续随访患者激素水平及第二性征等。

　　综上所述,若临床表现为生长迟缓、身材矮小、青春期第二性征不发育,应仔细询问围生史及生长发育史,并全面评价垂体功能,常规进行垂体磁共振检查,后者是确诊PSIS最可靠的方法。确诊后根据其激素缺乏种类,给予相应激素替代。对于性激素缺乏的患者,也可考虑尝试GnRH泵治疗。早期诊断早期治疗对于PSIS患者的生长发育存在至关重要的作用。

（程晓芸）

参考文献

[1] 刘影,李传福,张杨,等.垂体柄阻断综合征的MRI诊断.中华放射学杂志,2006, 40(3): 324-325.

[2] FUJISAWA I, KIKUCHI K, NISHIMURA K, et al. Transection of the pituitary stalk: development of an ectopic posterior lobe assessed with MR imaging. Radiology, 1987, 165(2): 487-489.

[3] SARFATI J, SAVEANU A,YOUNG J. Pituitary stalk interruption and olfactory bulbs aplasia/hypoplasia in a man with Kallmann syndrome and reversible gonadotrope and somatotrope deficiencies. Endocrine, 2015, 49(3): 865-866.

[4] REYNAUD R, ALBAREL F, SAVEANU A, et al. Pituitary stalk interruption syndrome in 83 patients: novel HESX1 mutation and severe hormonal prognosis in malformative forms. , 2011, 164(4): 457-465.

[5] VIJAYANAND P, MAHADEVAN S, SHIVBALAN S, et al. Pituitary stalk interruption syndrome (PSIS). Indian J Pediatr, 2007, 74(9): 874-875.

[6] BAR C, ZADRO C, DIENE G, et al. Pituitary stalk interruption syndrome from infancy to adulthood: clinical, hormonal, and radiological assessment according to the initial presentation. PloS One, 2015, 10(11): e0142354.

[7] RAM N, Ali SA,HUSSAIN SZ. Pituitary stalk interruption syndrome presenting as short stature: a case report. J Med Case Rep, 2014, 8(1): 1-4.

[8] YANG Y, GUO QH, WANG BA, et al. Pituitary stalk interruption syndrome in 58 Chinese patients: clinical features and genetic analysis[J]. Clin Endocrinol, 2013, 79(1): 86-92.

[9] GUO Q, YANG Y, MU Y, et al. Pituitary stalk interruption syndrome in Chinese people: clinical characteristic analysis of 55 cases. PloS One, 2013, 8(1): e53579.

[10] TAUBER M, CHEVREL J, DIENE G, et al. Long-term evolution of endocrine

disorders and effect of GH therapy in 35 patients with pituitary stalk interruption syndrome. Horm Res, 2005, 64(6): 266−273.

[11] JANG KM,KO CW. Delayed diagnosis of pituitary stalk interruption syndrome with severe recurrent hyponatremia caused by adrenal insufficiency. Ann Pediatr Endocrinol Metab, 2017, 22(3): 208−212.

[12] EL CHEHADEH S, BENSIGNOR C, DE MONLÉON JV, et al. The pituitary stalk interruption syndrome: endocrine features and benefits of growth hormone therapy. Ann Endocrinol(Paris), 2010, 71(2): 102−110.

[13] ZHENG JJ, MAO JF, WU XY, et al. Effect of pulsatile GnRH therapy on pituitary-testicular axis function in male patients with pituitary stalk interruption syndrome. Zhonghua Yi Xue Za Zhi, 2016, 96(21): 1668−1672.

2 嗅觉正常的特发性低促性腺激素性性腺功能减退症

温 馨　高晶扬　孙 航　杨 篷

背景资料

特发性低促性腺激素性性腺功能减退症（IHH）是一种罕见的先天性疾病，其特征是性成熟延迟或缺乏，并且伴有低促性腺激素和低性激素的不孕症。IHH的患病率在男性中约为1/10 000，在女性中约为1/50 000，男：女为4～5：1。根据嗅觉是否正常，IHH分为嗅觉正常的IHH（nIHH，40%）和Kallmann综合征（KS，60%）。IHH往往合并多种器官、功能的异常，为临床诊断带来困惑。

病 例 简 介

患者，男性，15岁，因"进行性体重增加10余年及发育迟缓"于2015年5月入院。患者肥胖、睾丸发育不全、阴茎短小且无勃起和生理性夜间遗精。患者出生情况正常，没有已知的头部外伤和药物使用史。患者智力正常，否认IHH家族史。

体格检查：身高160 cm，体重81.5 kg，体重指数31.84 kg/m²，腰围109 cm，臀围109 cm，两臂伸展距离146 cm，上部量84 cm，下部量76 cm。患者声音高亢，无胡须，无喉结，无腋毛，男性乳房发育（Tanner分期Ⅲ期），无阴毛（Tanner分期Ⅰ期），双侧睾丸发育不良（每个容积1 ml），阴茎短小，长度为3.0 cm。嗅觉测试提示无嗅觉减退。

实验室检查: 结果如表2-1所示。血液检查显示血清睾酮 (0.4 nmol/L)、黄体生成素(LH < 0.1 U/L)和卵泡刺激素(FSH 0.11 U/L)水平极低。垂体泌乳素很高,但生长激素(GH)、胰岛素样生长因子(IGF)和胰岛素样生长因子结合蛋白-3(IGFBP-3)极低。促肾上腺皮质激素、皮质醇节律和甲状腺功能正常。此外,患者还存在肝功能异常、高脂血症和电解质紊乱。染色体核型为46,XY。

影像学检查: 患者左手腕X线片显示骨龄为13岁。睾丸超声检查显示双侧睾丸发育不良(右侧睾丸: 13 mm × 8 mm × 10 mm,左侧睾丸: 12 mm × 10 mm × 10 mm)和睾丸微小结石。肾上腺CT检查正常。MRI检查下丘脑-垂体区域和嗅球未见肿瘤及其他异常表现。

病 情 分 析

在初步诊断为IHH的基础上,患者接受内分泌刺激试验。精氨酸刺激试验(表2-2)和胰岛素诱导的低血糖症(表2-3)显示GH的反应较差。在人绒毛膜促性腺激素(HCG)兴奋试验中,睾酮水平较低,但反应显著(表2-4)。在促性腺激素是否激素(GnRH)兴奋试验中,LH和FSH的反应完全减弱(表2-5),而GnRH长期刺激试验(表2-6)显示,LH和FSH反应更强、更稳定。输注5天后,LH峰值达到0.99 IU/L,是基础值的5倍以上。病变可以确定在下丘脑,确诊为nIHH。

治 疗 过 程

给予HCG 2 000单位和HMG 150单位肌内注射,每周两次,治疗3个月。

表2-1　入院时实验室数据

生 化 分 析	检 测 值	参考值范围
血常规		
白细胞计数（/L）	6.99×10^9	3.5 ～ 9.5
红细胞计数（/L）	4.59×10^{12}	4.3 ～ 5.8
血红蛋白（g/L）	132	130 ～ 175
血小板计数（/L）	74×10^9	125 ～ 350
血液生化检查		
谷丙转氨酶（U/L）	60.2	9 ～ 50
谷草转氨酶（U/L）	118.2	15 ～ 40
白蛋白（g/L）	32	40 ～ 55
肌酐（μmol/L）	65.6	59 ～ 104
总胆固醇（mmol/L）	5.32	< 5.2
甘油三酯（mmol/L）	2.4	< 1.7
低密度脂蛋白（mmol/L）	3.69	0 ～ 3.34
高密度脂蛋白（mmol/L）	0.52	0.9 ～ 1.68
钾（mmol/L）	3.91	3.5 ～ 5.3
钠（mmol/L）	159	137 ～ 147
氯（mmol/L）	123	99 ～ 110
钙（mmol/L）	2.35	2.15 ～ 2.55
磷（mmol/L）	1.37	0.87 ～ 1.45
镁（mmol/L）	0.91	0.8 ～ 1.2

（续表）

生 化 分 析	检 测 值	参考值范围
激素		
黄体生成素（IU/L）	< 0.1	1.7 ～ 8.6
卵泡刺激素（IU/L）	0.11	1.5 ～ 12.4
泌乳素（mIU/L）	1 569	86 ～ 324
雌二醇（pmol/L）	23.1	28 ～ 156
睾酮（nmol/L）	0.4	9.9 ～ 27.8
孕酮（nmol/L）	0.23	0.7 ～ 4.3
促肾上腺皮质激素　8：00 am（pg/ml）	14.26	7 ～ 64
皮质醇　8：00 am（μg/dl）	9.3	5 ～ 23
游离 T_3（pmol/L）	2.66	3.5 ～ 6.5
游离 T_4（pmol/L）	10.52	10.2 ～ 31
总 T_3（nmol/L）	0.56	1.2 ～ 3.4
总 T_4（nmol/L）	79.3	54 ～ 174
促甲状腺激素（mU/L）	2.881	0.35 ～ 5.5
生长激素（μg/ml）	0.4	< 10
胰岛素样生长因子结合蛋白3（μg/ml）	1.42	3.5 ～ 10
胰岛素样生长因子（ng/ml）	35	237 ～ 996

表2-2　精氨酸刺激试验

时间（min）	生长激素（μg/ml）
0	0.243
30	0.241

（续表）

时间（min）	生长激素（μg/ml）
60	0.217
90	0.259
120	0.388

［注］30 min内静脉滴注30 g精氨酸

表2-3　胰岛素耐量试验

时间（min）	生长激素（μg/ml）
−15	0.326
0	0.297
15	0.190
30	0.208
60	0.084
90	< 0.050
120	0.115

［注］静脉注射16 U胰岛素

表2-4　HCG兴奋试验

时间（min）	睾酮（nmol/L）
Day0	0.6
Day3	2.1

［注］肌肉注射2 000单位HCG

表2-5　GnRH兴奋试验

时间（min）	黄体生成素（IU/L）	卵泡刺激素（IU/L）	睾酮（nmol/L）
−15	< 0.1	< 0.1	0.9
0	< 0.1	0.13	1.1
3	< 0.1	0.13	1.0
60	< 0.1	0.14	1.2
120	< 0.1	0.18	1.1

［注］静脉注射促性腺激素100 μg

表2-6　GnRH长期刺激试验

时间（min）	黄体生成素（IU/L）	卵泡刺激素（IU/L）	睾酮（nmol/L）
Day0	< 0.1	0.11	0.2
Day5	0.99	1.4	0.6

［注］连续安装5天GnRH泵

专家述评

　　非灵长类哺乳动物、猴子和人类生殖轴的最高神经内分泌控制是由一组称为GnRH神经元组成的，IHH的临床综合征可以通过影响上述级联的遗传缺陷发生，有以下3个关键步骤：① 中枢神经系统（CNS）起源，GnRH神经元向下丘脑的特化、增殖和迁移；② 下丘脑GnRH的同步合成和释放；

③ 垂体对GnRH作用的抵抗。遗传异质性很明显，尽管发现许多基因导致GnRH缺乏，如*KAL1*、*KISS1R*、*FGFR1*、*FGF8*、*PROK2*、*PROKR2*、*GNRHR1*、*TAC3*、*TACR3*和*GNRH*，但仍然有一半以上的此类病例没有找到遗传学基础。

nIHH的诊断标准是：18岁时缺乏自发性的青春期以及性腺激素水平低下（睾酮≤100 ng/dl；雌二醇≤20 pg/ml），在低促性腺激素水平的情况下，下丘脑垂体区域成像没有大规模病变的证据。通常很难区分IHH和体质性生长和青春发育延迟（CDGP）。IHH最常见的原因是KS（10 000个男性中有1个），LHRH和HCG检测已被广泛用于区分IHH和CDGP。最近，西格尔（Segal）等提出GnRH检测结合3天和19天的HCG检测可能有助于鉴别诊断。明确的诊断对于生育能力的长期预后至关重要。

患者下丘脑-垂体区域未发现影像学异常，也未发现支持感染和肉芽肿性疾病的血清学阳性结果，从而诊断为nIHH。此外，患者还表现出多种疾病，如生长激素缺乏症、高泌乳素血症、肥胖症、肝功能障碍、高脂血症和高钠血症。IHH主要是由GnRH缺乏引起的下丘脑性疾病，但是一些患者具有原发性垂体和/或睾丸缺陷。Sykiotis等报道，26%的IHH男性对GnRH的反应不典型。已知，长期性激素缺乏可能会对发育、新陈代谢和心理状态产生不良影响。肥胖和性激素缺乏可以相互促进，体重增加也会导致肝功能障碍和高脂血症。此外，患者反复出现高钠血症，无口渴和脱水感，病因尚不清楚，关于IHH伴高钠血症病例报道也较少。据推测，下丘脑病变可能会影响口渴中枢。对于垂体异常激素，怀疑是由于下丘脑病变导致上游激素缺乏影响了垂体激素的分泌,从而导致高泌乳素血症和生长激素缺乏。据报道,特发性下丘脑功能障碍可以解释所有这些临床症状,但缺乏检测下丘脑病变的有效方法。

目前有3种治疗方案,包括睾酮替代、促性腺激素治疗和GnRH脉冲治疗。根据下丘脑-垂体-性腺轴功能、年龄、生活条件和患者需要来选择治疗方案。由于经济原因,患者选择HCG/HMG疗法。

总之,嗅觉正常的IHH可能合并病因不明的垂体缺陷。这些患者的性腺功能减退症的病理生理学更复杂,并且可能不限于孤立的下丘脑或垂体缺陷。需要进一步的分子和免疫学分析来阐明本病例的发病机制。

(卜　乐)

参考文献

[1] FROMANTIN M, GINESTE J, DIDIER A, et al. Impuberism and hypogonadism at induction into military service. Statistical study. Probl Actuels Endocrinol Nutr, 1973, 16: 179-199.

[2] SEMINARA SB, HAYES FJ, CROWLEY WF JR. Gonadotropin-releasing hormone deficiency in the human (idiopathic hypogonadotropic hypogonadism and Kallmann's syndrome): pathophysiological and genetic considerations. Endocr Rev, 1998, 19(5): 521-539.

[3] PALLAIS JC, AU M, PITTELOUD N, et al. Isolated gonadotropin-releasing hormone (GnRH) deficiency overview. In: Pagon RA, Bird TD, Dolan CR, Stephens K, eds. Gene reviews (internet). Seattle, WA: University of Washington, 1993-2007 (updated 2010 Oct. 14).

[4] SYKIOTIS GP, PLUMMER L, HUGHES VA, et al. Oligogenic basis of isolated gonadotropin-releasing hormone deficiency. Proc Natl Acad Sci USA, 2010, 107 (34): 15140-15144.

[5] SHEKHAR S. Familial normosmic idiopathic hypogonadotropic hypogonadism:

is there a phenotypic marker for each genetic mutation? Report of three cases and review of literature. BMJ Case Rep, 2012, pii: bcr2012007537.

[6] HOFFMAN AR, CROWLEY WF JR. Induction of puberty in men by long-term pulsatile administration of low-dose gonadotropin-releasing hormone. N Engl J Med, 1982, 307(20): 1237−1241.

[7] PITTELOUD N, HAYES FJ, DWYER A, et al. Predictors of outcome of long-term GnRH therapy in men with idiopathic hypogonadotropic hypogonadism. J Clin Endocrinol Metab, 2002, 87(9): 4128−4136.

[8] FRAIETTA R, ZYLBERSTEJN DS, ESTEVES SC. Hypogonadotropic hypogonadism revisited. Clinics (Sao Paulo), 2013, 68 Suppl 1: 81−88.

[9] HAYEK A, PEAKE GT. Hypothalamic adipsia without demonstrable structural lesion. Pediatrcs, 1982, 70(2): 275−288.

[10] MARTIN KA, HALL JE, ADAMS JM, et al. Comparison of exogenous gonadotropins and pulsatile gonadotropin-releasing hormone for induction of ovulation in hypogonadotropic amenorrhea. J Clin Endocrinol Metab, 1993, 77(1): 125−129.

[11] HAN TS, BOULOUX PM. What is the optimal therapy for young males with hypogonadotropic hypogonadism? Clin Endocrinol (Oxf), 2010, 72(6): 731−737.

[12] KAUSCHANSKY A, DICKERMAN Z, PHILLIP M, et al. Use of GnRH agonist and human chorionic gonadotropin tests for differentiating constitutional delayed puberty from gonadotrophin deficiency in boys. Clin Endocrinol (Oxf), 2002, 56(5): 603−607.

3 GnRH 泵治疗厌食症致闭经双胞胎

罗伊利 杨绍玲 陈 铭 朱 冰 杨 篷

背景资料

神经性厌食（anorexia nervosa, AN）是一种心理因素相关的生理障碍，多在13～20岁期间发病，主要罹及女性，近年来我国该病的发病率呈明显上升趋势。目前对厌食症并无有效治疗方案，对厌食症所致闭经处理方案也不尽相同，给临床工作亦带来很大困惑。

病 例 简 介

患者1，女性，15岁，因"食量减少、消瘦、闭经1年"于2015年10月入院。患者于2014年10月无明显诱因下出现进行性食欲减退，食量减少，明显消瘦，体重由45 kg减至33 kg，伴闭经，大便每周1次，半年前逐渐出现双下肢水肿。月经：12岁初潮，行经5～7天，月经周期25～28天，末次月经2014年10月28日，经量中等，无痛经，2014年11月起停经至今，停经前无明显经量减少，仅周期延长至30天。

患者2，女性，15岁，因"食量减少、消瘦、闭经半年"于2015年10月入院。患者于2015年5月无明显诱因下出现进行性食欲减退，食量减少，明显消瘦，体重由46 kg减至37 kg，伴闭经，大便每周1次。月经：12岁初潮，行经5～7天，月经周期25～28天，末次月经2015年5月21日,经量中等,无痛经,2015年6月起停经至今,停经前无明显经量减少,仅周期延长至30天。

患者1、2为同卵双生姐妹,就读于同一重点学校不同班级,自述精力充沛,无疲劳感,能胜任正常紧张的学习生活,平素很少与同学交流,否认过度在意体重,否认催吐、导泻。生长发育史:同卵双胞胎,母亲自然受孕,足月剖宫产,患者1出生体重2.6 kg,患者2出生体重2.7 kg,自小进食量少于同龄人,体质较同龄人虚弱,既往否认慢性疾病史,生长发育无异常,智力正常,成绩优异,沉默少言。父母体健,否认家族遗传性疾病史。家庭经济情况好,关系和谐。

体格检查

患者1:血压95/60 mmHg,双下肢踝以下水肿,身高162 cm,体重32.9 kg,体重指数(BMI)12.54 kg/m^2。

患者2:血压102/65 mmHg,无四肢水肿,身高162 cm,体重37 kg,BMI 14.09 kg/m^2。

两例患者神情冷淡,皮肤苍白,贫血貌,外生殖器Tanner 2期G2期,乳房芽苞状隆起,乳头颜色浅,腋毛、阴毛稀少。手足皮温低,甲床苍白。

实验室检查

患者1:血红蛋白(Hb)94 g/L,MCV 92.4 fL,MCH 30.9 pg,MCHC 335 g/L,白细胞(WBC)4.38×10^9/L,红细胞(RBC)3.04×10^{12}/L,血小板(PLT)198×10^9/L,C反应蛋白(CRP)3.3 mg/L;白蛋白41 g/L;空腹血糖(FPG)3.6 mmol/L,HbA1c 5.0%;FT$_3$ 2.47 pmol/L,TT$_3$ 0.58 nmol/L,FT$_4$、TT$_4$、促甲状腺激素(TSH)正常;转铁蛋白2.1 g/L,血清铁10.6 μmol/L,总铁结合力44.1 μmol/L,铁蛋白193.7 ng/ml,s转铁蛋白受体1.10 mg/L,叶酸>20 ng/ml,维生素B$_{12}$>1 002 pmol/L;雌二醇36.61 pmol/L,孕酮1.91 nmol/L,

FSH ＜ 0.1 IU/L，LH ＜ 0.1 IU/L；尿、粪常规，肝肾功能均正常。

患者2：Hb 100 g/L，MCV 93.6 fL，MCH 30.5 pg，MCHC 326 g/L，WBC 4.70×10^9/L，RBC 3.28×10^{12}/L，PLT 222×10^9/L；白蛋白 41 g/L，肝肾功能正常；FT_3 3.37 pmol/L，FT_4 8.58 pmol/L，TT_3 1.01 nmol/L，TT_4、TSH正常；雌二醇 28.58 pmol/L，孕酮 1.53 nmol/L，FSH ＜ 0.1 IU/L，LH ＜ 0.1 IU/L；尿、粪常规，肝肾功能均正常。

妇科超声

患者1：子宫大小31 mm×21 mm×28 mm，内膜约厚4 mm。右卵巢大小33 mm×13 mm×16 mm，左卵巢大小31 mm×15 mm×17 mm。盆腔见游离无回声区，深约42 mm。

患者2：子宫大小35 mm×25 mm×29 mm，内膜约厚6 mm。右卵巢大小22 mm×14 mm×21 mm，左卵巢大小24 mm×15 mm×20 mm。盆腔见游离无回声区，深约42 mm。

病 情 分 析

AN的发病原因尚未明了，患者的同胞姐妹中，同病者有6%～10%，远高于正常人群的患病率。本两例患者为同卵双胞胎，父母体健，自诉家庭和谐；自小进食量少于同龄人，1年前逐渐少于同龄人，原因不明，但基本除外严重精神创伤，家庭失和，成绩不良、早恋等因素；与父母及他人交流较少，仅两例患者间交流可能存在相互影响的作用；在校成绩均优异，追求高分，又表现为非常内向；综合考虑可能为遗传、环境、心理因素共同作用。

本两例患者最初予改善营养以期获得体重增长和身体状况的改善，但3个月的治疗效果欠佳。从启动月经后体重增加迅速来看，体重的增加应有多因素参与，不仅与胃肠道功能不良、营养吸收不佳有关，营养物质并非唯一要素。两例患者均处于青春期，继发闭经时间约1年，子宫大小均小于该年龄水平，考虑到继续营养支持至自发月经来潮可能需要较长时间,子宫萎缩加重,将影响未来生育功能,考虑到性激素对全身状况尤其是脂代谢的促进作用,故使用促性腺激素释放激素(GnRH)泵启动月经周期。

诊断:① 神经性厌食症;② 贫血(正细胞性);③ 继发性闭经。

治 疗 过 程

经完善检查,明确诊断后,予心理疏导,鼓励进食,补充维生素、雌激素、口服肠内营养液治疗3个月后,两例患者食欲、进食情况较前有好转,但体重增加均不明显、Hb、性激素水平仍低下,月经均未恢复。遂使用GnRH脉冲泵治疗,起始剂量为戈那瑞林 4 μg/90 min(调整剂量 4 ～ 7 μg/90 min)。

随 访

1个月后,两例患者月经来潮,监测月经不同时期的性激素水平,符合正常女性的性激素曲线变化,排卵恢复,内膜呈周期变化。同时体重、BMI、Hb均明显改善(见表3-1、表3-2),性格较前开朗,情绪也有所改善,主动与父母交流、与医护人员问候。

经验与体会

1. 厌食症的概况

神经性厌食症(AN)是一种以体重明显减轻(患者体重比正常平均体重减轻15%以上,或Quetelet体重指数低于17.5 kg/m^2)、闭经、体像障碍和极端追求瘦为特征的精神疾病,多见于13 ～ 20岁的青年女性,病死率高达20%。患者常有营养不良、代谢和内分泌紊乱、生长停滞,女性可出现闭经,男性可有性功能减退,第二性征无发育。

表3-1 患者1性激素、血常规、体重、BMI的动态变化

项目 \ 日期	2015-11-06	2016-01-16	01-18	01-20	01-22	01-25	01-30	02-15	02-27	03-19	04-23
雌二醇(pmol/L)	36.61	96.59	100.70	141.80	273.10	519.90	1 872.0	288.50	105.10	622.40	30.43
孕酮(nmol/L)	1.91	2.38	1.91	1.43	1.44	1.62	2.90	1.84	1.54	32.07	1.62
卵泡刺激激素(FSH)(IU/L)	< 0.1	< 0.1	2.78	11.11	10.71	5.66	7.55	9.13	1.32	3.82	7.1
黄体生成素(LH)(IU/L)	< 0.1	< 0.1	4.37	10.43	10.93	7.25	29.12	4.75	0.18	3.04	1.09
血红蛋白(Hb)(g/L)	94	98	/			101	100	102		124	
体重(kg)	33.0	34.5					36.4	38.0	/	38.5	38.0
体重指数(BMI)(kg/m²)	12.57	13.15		/			13.87	14.48		14.67	14.48

[注] 表中所示性激素为月经不同时期的变化水平。患者1于2016-01-18启用GnRH泵治疗,02-13月经来潮

表3-2　患者2性激素、血常规、体重、BMI的动态变化

项目 \ 日期	2015-11-28	2016-01-16	01-18	01-20	01-22	01-25	01-30	02-15	02-20	03-19	04-19
雌二醇 (pmol/L)	28.58	42.79	24.73	183.10	336.00	537.4	356.90	237.70	1 508.0	/	288.60
孕酮 (nmol/L)	1.53	1.24	1.34	1.49	1.34	1.52	8.60	1.45	1.65		57.92
卵泡刺激素 (FSH)(IU/L)	< 0.1	0.18	5.35	9.70	4.91	3.70	4.02	4.63	7.18		3.27
黄体生成素 (LH)(IU/L)	< 0.1	< 0.1	4.08	6.98	6.47	7.59	4.60	3.63	14.60		7.87
血红蛋白 (Hb)(g/L)	100	95	/		105	108	110	114	121	127	124
体重 (kg)	37.0	40.0	40.0	/			43.4	45.4	/	44.5	46
体重指数 (BMI)(kg/m^2)	14.09	15.24	15.24	15.24			16.54	17.30		16.96	17.53

[注] 表中所示性激素为月经不同时期的变化水平。患者2于2016-01-18启用GnRH泵治疗。02-15月经来潮。

2. 本病的产生原因是什么

AN的发病机制较复杂,食欲的控制是由大脑神经及内分泌网络共同完成,与多种激素有关。如柏原(Kaibara)等证实,瘦素(leptin)能降低食欲及体重,厌食症患儿血清瘦素及胰岛素水平低于正常儿童,推测可能是机体对瘦素抑制食欲、增加能量消耗、减轻体重作用的一种防御反应。樱井(Sakurai)等在下丘脑侧部发现了增食欲素(orexin A)及其受体,可促进摄食。下丘脑中各种神经核团可产生一系列食欲调节因子,促进或抑制食欲,它们协同合作、相互影响,形成一个复杂的"食欲调节网络"。

3. 厌食症常规治疗方案有哪些

AN的治疗困难,常规的治疗方法为对症治疗,包括:纠正电解质紊乱、贫血、改善胃肠功能;抗抑郁、改善情绪;中医调理;心理辅导等,但迄今尚无一种药物被证实对AN有明确疗效。

4. 本病例的临床决策是否得当

本病例启动月经获益明显,在使用泵之前曾予补充雌孕激素,但月经并未恢复,并且单纯补充雌孕激素会增加对下丘脑和垂体的抑制,不利于下丘脑和垂体的恢复和觉醒。结合患者闭经因AN所致,而AN所致的闭经为下丘脑性闭经,为低促型闭经,GnRH泵是针对病因恢复月经的最为有效的办法。因此,采用GnRH泵治疗,患者接受GnRH泵治疗不仅恢复月经,整体情况都得以改善。因此,本病例的临床决策得当。

5. 性激素与脂肪的关联

研究显示,性激素参与脂肪代谢和体态的形成——青春期时男性倾向于腹腔脂肪积聚,女性多出现皮下脂肪堆积;女性绝经后血脂联素分泌增多,提示雌激素抑制脂联素分泌;雌二醇、睾酮可促进3T3-L1成熟脂肪细胞Visfatin mRNA表达,孕酮可促进3T3-L1前脂肪细胞Visfatin mRNA表达,促进脂肪细胞分化及脂肪蓄积。雌二醇还可促进前脂肪细胞增殖、抑制前脂肪细胞分化、抑制脂联素分泌及脂联素 mRNA 表达,而脂联素与内脏脂肪呈明显负相关。雌激素还能促进神经元萌芽,促进大脑胆碱能活性,增加 5-羟色胺(5-HT)突触后膜的活性和 NE 的再摄取,具有抗抑郁作用。同时,雌、孕激素还可以促进骨生成,调节血脂,保护血管内皮细胞,改善睡眠,增加皮肤厚度和血液供应。

6. GnRH 泵的作用原理

GnRH 泵模拟 GnRH 的生理脉冲式分泌(90 min/次),刺激垂体分泌 FSH/LH,进而刺激性腺合成性激素、生成卵子或精子。1982年,霍夫曼(Hoffman)等首先使用 GnRH 脉冲泵治疗 6 例 IHH 患者,所有患者在治疗后 LH 和睾酮水平均有明显升高,并出现自发勃起;在我国,张桂元等首次应用 GnRH 脉冲泵治疗 4 例 IHH 患者也获得了成功。低促性腺激素性性腺功能减退(HH)是泵使用的主要适应证,GnRH 脉冲泵对于 HH 的治疗作用在 20 世纪 80 年代后被广泛认可,但由于泵体积大,换药频繁,输注不稳定,不适合长期佩戴;后经改良优化,目前微量脉冲泵具有个体化调整输注时间和剂量,输注精准、安全,操作简洁,体积小,隐秘性高的优点,也使泵的使用惠及更多患者。国内,上海交通大学医学院附属瑞金医院孙首悦等首次使用改良微量泵脉冲输注戈那瑞林治疗 IHH 患者 31 例,取得了良好的效果。

7. 本例厌食症脉冲泵治疗是否终身使用

此两例患者非 IHH,理论上不需终身带泵,在后续治疗中逐步减少剂量,以达到撤泵目标,但具体何时终止泵的治疗,需根据具体情况决定。

小　　结

AN 的继发中枢性闭经既可以说是生理性保护,也可以说是

AN恶化的助推因素。是否启动月经,应综合判断,从本病例看,获益明显。在使用泵之前曾给予两例患者小量雌激素补充以达到保护内膜、阻止子宫萎缩的目的,但内膜几乎无反应,推测单纯雌、孕激素的补充并不能带来恢复月经的良好效果;另外,单纯补充雌、孕激素会增加对下丘脑和垂体的抑制,更不利于下丘脑和垂体的恢复和觉醒。本文证实了GnRH泵不仅可以有效恢复月经,对患者的整体改善都是有益的,因此推荐尽早使用。因AN所致的闭经为下丘脑性闭经,为低促型闭经,GnRH泵是最为针对病因的恢复月经的有效办法。

专家述评

　　厌食症目前发病率越来越高,但目前并不为广大群众甚至医生熟知。

　　1. 厌食症应该就诊哪个科

　　虽然该病本质上为精神类疾患,但就医时往往存在非常严重的内科疾患,如:极度消瘦、多器官功能不全、感染、闭经等,治疗非常棘手。单纯就诊精神科服用精神类药物已经不能有效解决患者的主要问题。因此,应综合评估患者,分清主次矛盾,积极多学科协作是较为稳妥的方案。从本例患者看,已出现肝肾功能损害、贫血等严重表现,应以挽救生命为最急迫和主要目的,应首诊内科。

　　2. 是否应该积极干预月经

　　一种观点认为,闭经根本原因为厌食症所致营养不良,改善营养即可恢复月经,因此不需积极干预。但从临床实际看:绝大多数厌食症患者依从性差,并不能很好配合治疗,营养恢复过程往往时间较长,月经恢复时间难以确定。子宫内膜长期处于菲薄状态,子宫难以有效发育,甚至逐渐缩小。这些都会成为影响患者后续不孕的因素之一。另外,情绪的调节也需要稳定的性激素水平,及早恢复正常激素周期,对于厌食症的治疗亦有帮助。从本两例病例经验看,GnRH泵可尽早启动月经,带来性腺轴的功能恢复,性激素对情绪和脂肪合成以及改善营养带来正性影响,形成良性循环。从结果看,患者体重迅速增加,情绪趋于稳定,获益多多。

3. 月经恢复是否可通过单纯补充性激素实现

本病例资料提示,单纯补充性激素并非有效治疗方案,也不能有效提升性激素水平。需根据病因,从下丘脑层面自上而下启动月经,不仅可获得月经恢复,还可取得情绪及营养方面的多重获益。

（李　虹）

参考文献

[1] TAMBURRINO MB, MCGINNIS RA. Anorexia nervosa. a review. Panminerva Med, 2002, 44(4): 301-311.

[2] KAIBARA A, MOSHYEDI A, AUFFENBERG T, et al. Leptin regulation of the immune response and the immunodeficiency of malnutrition. Am J Physiol, 1998, 274: 1518-1525.

[3] SAKURAI T. Roles of orexin and effects of orexin receptor antagonists (In Japanese). Nihon Rinsho, 2015, 73(6): 1023-1030.

[4] 温宇,扬姗姗,刘婧,等. 性激素对3T3-L1脂肪细胞Visfatin表达的影响. 中国动脉硬化杂志,2012,20: 871-875.

[5] HOFFMAN AR, CROWLEY WF JR. Induction of puberty in men by long-term pulsatile administration of low-dose gonadotropin-releasing hormone. N Engl J Med, 1982, 307(20): 1237-1241.

[6] 张桂元,贾孟春,颜文青,等. 脉冲式注射LHRH诱发特发性低促性腺激素型性腺

功能低下患者的精子发生.生殖与避孕,1989,9(4): 473-480.

[7] DELEMARRE EM, FELIUS B, DELEMARRE-VAN DE WAAL HA. Inducing puberty[J]. Eur J Endocrinol, 2008, 159: 9-15.

[8] 孙首悦,王卫庆,蒋怡然,等.微量泵脉冲输注戈那瑞林治疗特发性低促性腺激素性性功能减退症.中华内分泌代谢杂志,2011,27(8): 654-658.

第二章
甲状腺/甲状旁腺疾病

4 甲状腺激素抵抗综合征

崔 舟 周玲玲 许小娟 杨 篷 盛 辉

程晓芸 王 璐 盛春君

背景资料

甲状腺激素抵抗综合征（RTH）是机体对甲状腺激素反应性降低而引起的血清甲状腺激素水平升高，促甲状腺激素（TSH）不被反馈抑制的临床综合征。由Refetoff在1967年首次报道，家族性发病多见，临床表现不一，但具有特征性的甲状腺功能检查结果伴甲状腺肿大。目前认为主要是由于甲状腺激素受体β存在基因突变所致。

病 例 简 介

患者，女性，38岁，因"发作性心悸8月余"于2017年12月12日来院就诊。2017年3月，患者受凉感冒后出现心悸，当时无明显手抖、怕热、多汗，无畏光流泪、眼球突出，无多食、易饥，无腹泻、排尿增加，无月经改变；外院查心电图：窦性心动过速（128次/分），部分导联ST段改变；超声心动图：射血分数44%，左室舒张功能减退；查甲状腺激素：血清游离 T_3（FT_3）11.58 pmol/L，血清总 T_3（TT_3）3.87 nmol/L，血清游离 T_4（FT_4）35.37 pmol/ L，血清总 T_4（TT_4）219.4 nmol/L，TSH 9.11 mIU/L，甲状腺过氧化物酶抗体（TPOAb）29.8 IU/ml，甲状腺球蛋白抗体（TgAb）192.9 IU/ml；诊为"甲状腺功能亢进症"，予以"甲巯咪唑 5 mg, tid，琥珀酸美托洛尔25 mg, qd"治疗。服药后,患者自觉心脏症状好转,体重未测量。2017年5月复查,甲状腺激素:FT_3 19.37 pmol/L, TT_3 5.67 nmol/L, FT_4 32.1 pmol/L, TT_4 172.8 nmol/L, TSH 8.5 mIU/L, TPO抗体32.5 IU/ml, TgAb40 IU/ml;甲状腺超声:甲状腺弥漫性病变;垂体增强MRI:未见明显异常;继予"甲巯咪唑5 mg, bid"。2017年10月复查,甲状腺激素:FT_3 7.57 pmol/L, TT_3 2.83 nmol/L, FT_4 28.42 pmol/L, TT_4 122 nmol/L, TSH 59.05 mIU/L, TPOAb < 5 IU/ml, TgAb < 10 IU/ml。2017年11月复查,甲状腺激素:FT_3 9.94 pmol/L, TT_3 3.47 nmol/L, FT_4 15.69 pmol/L, TT_4 112 nmol/L, TSH > 100 mIU/L。2017年12月入院就诊,收入病房。既往史:无高血压、糖尿病、冠心病病史。月经史:14岁初潮,行经4~5天,月经周期30天,末次月经2017年11月5日。婚育史:已婚,育有2子,体健。家族史:父母身高、智力正常,未行甲状腺相关疾病检测。

体格检查: 身高160 cm,体重58.6 kg,体重指数(BMI)22.8 kg/m²。神志清楚,精神可,双肺呼吸音清,未及干湿啰音。心率90次/分,律齐,未及明显病理性杂音。腹软,无压痛,肝脾肋下未及。专科体检:甲状腺Ⅱ度肿大,质软,无压痛,未触及结节,无血管杂音。眼球无突出,眼球活动度良好,辐辏反射正常,双手闭目震颤(+),舌颤(-)。四肢肌力Ⅴ级,肌张力无明显增强及减弱,双下肢无水肿。

辅助检查: 停用甲巯咪唑,入院后复查甲状腺功能及其他相关检查见表4-1。甲巯咪唑停用1周后,T_3、T_4水平升高同时仍伴有TSH水平升高,但较入院前(服用甲巯咪唑时,TSH > 100 mIU/L)明显降低;甲状腺超声、显像和摄碘率均提示甲状腺功能增强。其他检查提示,虽然患者体型中等(BMI 22.8 kg/m²),但患者存在明显的血脂代谢紊乱(总胆固醇、甘油三酯、低密度脂蛋白均升高)

和重度脂肪肝（Fibroscan提示CAP > 292 dB/m，脂肪变 > 67%）；其他内分泌激素、骨转化指标和骨密度未见明显异常。

表4-1　患者主要检查结果及参考值范围

指　　　标	检　测　值	参考值范围
甲状腺相关		
游离 T_3（FT_3）（pmol/L）	10.87	2.8 ～ 6.3
游离 T_4（FT_4）（pmol/L）	26.45	10.5 ～ 24.4
总 T_3（TT_3）（nmol/L）	4.16	1.0 ～ 3.0
总 T_4（TT_4）（nmol/L）	188.3	55.5 ～ 161.3
促甲状腺激素（TSH）（mIU/L）	5.68	0.38 ～ 4.34
甲状腺球蛋白抗体（TgAb）（IU/ml）	< 10	< 110
甲状腺微粒体抗体（TMAb）（IU/ml）	1.52	0.16 ～ 10
促甲状腺激素受体抗体（TRAb）（IU/L）	< 0.3	0 ～ 1.75
甲状腺球蛋白（Tg）（ng/ml）	360.7	3.5 ～ 77
甲状腺超声	弥漫性病变	
甲状腺显像	双侧腺体肿大，腺体内显像剂弥漫性增浓	
摄碘率	2小时 69.6%	10% ～ 25%
	24小时 90.1%	25% ～ 50%
脂代谢相关		
总胆固醇（mmol/L）	6.94	< 5.2

（续表）

指　　　标	检　测　值	参考值范围
甘油三酯（mmol/L）	2.02	< 1.7
游离脂肪酸（mmol/L）	0.30	0.129 ～ 0.769
高密度脂蛋白（mmol/L）	1.40	0.9 ～ 1.68
低密度脂蛋白（mmol/L）	4.64	0 ～ 3.34
肝脏Fibroscan检测	重度脂肪肝	CAP（衰减指数）> 292 dB/m,脂肪变≥ 67%
其他激素		
促肾上腺皮质激素（ACTH）（8：00）（pg/ml）	50.83	7 ～ 64
ACTH（16：00）（pg/ml）	21.41	
ACTH（24：00）（pg/ml）	1.35	
皮质醇（8：00）（µg/dl）	16.4	5 ～ 25
皮质醇（16：00）（µg/dl）	5.0	
皮质醇（24：00）（µg/dl）	1.6	
雌二醇（pmol/L）	245.8	45.4 ～ 1 461
孕酮（nmol/L）	18.69	0.60 ～ 86
睾酮（nmol/L）	0.5	0.29 ～ 1.67
卵泡刺激素（IU/L）	5.44	1.7 ～ 134.8
黄体生成素（IU/L）	4.47	1.0 ～ 95.6
泌乳素（mIU/L）	476.1	102 ～ 496
生长激素（ng/ml）	0 ～ 0.25	< 10

（续表）

指 标	检 测 值	参考值范围
骨代谢相关		
β胶原降解产物（β-CTX）（ng/ml）	0.457	＜ 0.704
骨钙素（OC）（ng/ml）	14.56	14 ～ 46
甲状旁腺激素（PTH）（pg/ml）	28.2	10 ～ 69
25-羟维生素D［25（OH）D］（nmol/L）	18.6	47.7 ～ 144
骨碱性磷酸酶（BAP）（U/L）	125	≤ 100 U/L
腰椎Z分数	−0.2	＞−1.0
右髋Z分数	0.8	＞−1.1
股骨颈Z分数	0.1	＞−1.2

基因检测结果：根据患者的临床表现、治疗效果及实验室检查特点，高度怀疑甲状腺激素不敏感综合征，与患者商议后行甲状腺激素受体（TR）基因突变检测。

从患者外周血中提取基因组DNA，PCR扩增相关基因外显子及旁侧内含子区域，进行Sanger测序。测序结果与标准参考序列进行比对。基因检查结果证实受检者的TRβ亚型（*TRβ*）基因存在c.1357C＞A（p.P453T）杂合变异，经文献检索，此变异为致病突变。未发现受检者 *TRα* 基因存在明确致病性点变异及微小缺失/插入，不排除存在其他变异形式的可能。

诊断：① RTH（选择性垂体抵抗性）；② 高脂血症；③ 脂肪肝（非酒精性）。

分子遗传检测报告单
Molecular Genetics Report

标本条码：102492	标本类型：EDTA 血样	送检日期：2017-12-19
患者姓名：███████	性　别：女	年　龄：38 岁
患者电话：N/A	医　院：上海第十人民医院	科　室：内分泌科
临床诊断：甲状腺激素抵抗综合征		

检测项目：THRA、THRB 基因检测

附：基因测序结果

THRB 基因 c.1357C>A（p.P453T）杂合变异：

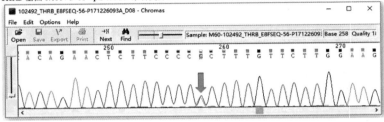

THRA 基因 2 号外显子：

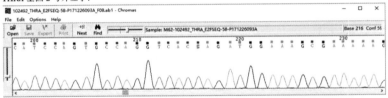

图 4-1　患者 *TRβ* 基因 c.1357C ＞ A（p.P453T）杂合变异

病 情 分 析

本例患者以心慌为主诉起病,外院就诊查甲状腺功能提示血清 FT_3、FT_4、TT_3、TT_4 升高,TSH 正常范围,抗甲状腺药物及 β 受体阻滞剂联合应用后心悸较前改善,后多次复查甲状腺功能 T_3、T_4 水平仍高,TSH 水平则继续上升。入院后停用抗甲状腺药物,完善内分泌激素相关检查、垂体及甲状腺影像学检查、基因检测后明确诊断为甲状腺激素抵抗综合征。2017 年《成人甲状腺功能减退症诊治指南》指出 RTH 为遗传性疾病,目前尚无根治方法,对于有甲状腺毒症临床表现的患者可进行TSH抑制治疗，但慎用抗甲状腺药物，同时β受体阻滞剂可用于改善窦性心动过速及震颤的症状。本例患者除心悸外，无神经、消化、其他心血管系统的甲状腺功能亢进症表现，因此暂予以琥珀酸美托洛尔改善症状。同时需要继续关注有无心慌加重，新发甲状腺毒症、甲状腺功能减退症状体征，血甲状腺功能指标等，根据随访情况选择治疗方案。同时指南指出从机制上分析，较有效的治疗是三碘甲腺乙酸（TRIAC），缓解甲状腺功能亢进的症状，但关于TRIAC的实际疗效文献报道差异颇大。

治 疗 过 程

入院后予完善相关检查，经基因检测明确RTH，嘱停用甲巯咪唑，继续予以"琥珀酸美托洛尔 25 mg, qd"控制心室率。

随 访

患者心悸症状有所改善，复查甲状腺功能未见明显变化。

经验与体会

1. RTH 的概况

THRA 与 *THRB* 是编码TR蛋白两种亚型的基因，二者发生的变异都可能造成甲状腺抵抗综合征（Syndromes of resistance to thyroid hormone，SRTH），临床上以RTHβ常见。80%的患病家庭中RTHβ遵循常染色体显性遗传，以婴幼儿起病，但仍有20%散发人群并没有明确的RTHβ家族史。据估计，RTHβ的发病率为1：50 000新生儿，迄今为止，已经从350多例患者中发现超过160种 *THRB* 突变。

2. 本病例的病理生理机制

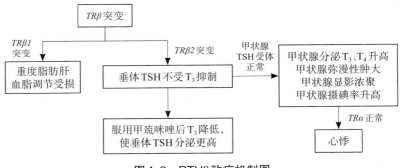

图 4-2 RTHβ 致病机制图

3. RTH 的诊断与鉴别诊断

尽管同样是 *THRB* 的突变,每位 RTHβ 患者的临床表现都不尽相同,这也为临床正确诊断增加了难度。甲状腺功能的检查能提供一些思路,RTHβ 患者的甲状腺功能特点主要表现为 FT_4 及 FT_3 的升高,但是 TSH 往往正常范围或是轻度升高。因为甲状腺激素的抵抗同时代偿性的升高往往使患者缺少明确的高代谢症候群。但细心检查,都会发现这群患者有局部靶器官的甲状腺功能亢进或是甲状腺功能减退症状,前者常见于心血管、神经系统,后者则主要体现在肝脏与垂体。根据 *TR* 分布的不同,*TRα1* 主要在心脏、骨组织、骨骼肌中高表达,*TRβ1* 则主要分布于脑、肝脏与肾脏,*TRβ2* 在垂体、视网膜以及耳蜗,临床表现各异,基因检测发现突变位点为诊断提供依据。

由于发病少见,临床上容易误诊。本例患者为中年女性,有心悸、甲状腺肿的临床表现,甲状腺功能检查显示甲状腺激素水平升高,超声提示弥漫性病变,显像浓聚,摄碘率升高,因此容易误诊为 Graves 病。但患者 TSH 受体抗体始终阴性,伴有明显的高脂血症及重度脂肪肝,骨代谢指标并没有高转换表现,与典型 Graves

病病例不同，再给予抗甲状腺药物后 TSH 水平升高更明显，提示患者并非原发性甲状腺功能亢进症。除原发性甲状腺功能亢进症外，RTHβ 同时还要与甲状腺功能结果相似的垂体 TSH 瘤鉴别，影像学检查、TRH 兴奋试验、基因检测可以鉴别。另外，*MCT8* 与 *SBP2* 基因突变造成甲状腺激素转运体、脱碘酶合成异常也会有产生甲状腺激素不敏感的表现，甲状腺功能以及基因检测可以做出鉴别。

4. RTH 的治疗

由于起病隐匿且为少见疾病，尤其对于散发的、中年起病人群，临床工作中常容易误诊原发性甲状腺功能亢进症，从而进行抗甲状腺药物治疗、甚至手术切除。事实上，对于大部分 RTHβ 患者其升高的甲状腺激素水平能代偿靶器官的甲状腺激素抵抗，故治疗目标并不是将甲状腺激素水平维持正常，而是根据患者年龄、症状选择个体化治疗方案以维持表达 *TRα* 组织的过度刺激症状及表达 *TRβ* 靶组织的功能不足之间的平衡。甲状腺肿、窦性心动过速作为 RTHβ 最常见的阳性症状、体征，可以通过超生理剂量的 L-T$_3$、β 受体阻滞剂进行对症治疗。对于在明确诊断前便误诊并且进行射频消融、同位素、甚至手术处理后或是机体不能继续代偿而出现甲状腺功能减退表现的患者则需要外源甲状腺激素补充。

近年来关于甲状腺激素类似物的研究较多，尤其是针对 RTHβ 患者的 TRIAC 治疗。TRIAC 结构与三碘甲腺原氨酸类似，且半衰期较短，约 6 小时，同时与 T$_3$ 相比，TRIAC 与 *TRα1* 的亲和力相似，但与 *TRβ* 的亲和力是 T$_3$ 的 3～6 倍，能在改善部分患者甲状腺功能减退症状之外不为心血管、神经系统带来较重的负担。

小　　结

RTH 的病因及临床特点导致患者容易被漏诊、误诊，特别是对于没有家族史的散发人群。甲状腺功能检测T_3与T_4水平升高不可一概而论,对于没有TSH水平降低,各类甲状腺抗体阴性,临床表现不典型,药物治疗效果不佳的人群,要考虑其他原因。基因检查可以做出RTH的明确诊断,随后的治疗需要根据患者的临床表现等做出个体化的方案。

专家述评

  RTH在临床上较为少见,但并不罕见,根据突变类型和病情轻重临床表现不尽相同,诊断、治疗错误往往会加重病情的发展,本例患者起病隐匿,中年发病,因此易误诊为Graves病或中枢性甲状腺功能亢进,因此早期治疗适得其反,反而加重了病情,促使临床症状加重,甲状腺肿大进一步发展,但若进行详细的临床病史询问和体检,可以避免误诊的发生,本例患者除有甲状腺功能亢进类似的心脏症状外,无其他的甲状腺功能亢进表现,如体重减少、食欲亢进、消瘦等,反而发生严重的脂肪肝、体重增加和用药后症状增多,停药后的症状及甲状腺激素水平降低,基因检测也证实为TRβ突变。因此,在临床上对于症状与体征不明显或与检验交叉的“甲亢”患者,或肥胖的甲状腺功能亢进患者,应积极进行基因诊断,对确诊RTH起决定性作用。诊断明确后治疗方可有针对性,才会合理、有效、持久。

（曲 伸）

参考文献

[1] PARRILLA R, MIXSON AJ, MCPHERSON JA, et al. Characterization of seven novel mutations of the c-erbA beta gene in unrelated kindreds with generalized thyroid hormone resistance. Evidence for two "hot spot" regions of the ligand binding domain. J Clin Invest, 1991, 88(6): 2123-2130.

[2] 中华医学会内分泌学分会. 成人甲状腺功能减退症诊治指南. 中华内分泌代谢杂志,2017.

[3] REFETOFF S, WEISS RE, USALA SJ. The syndromes of resistance to thyroid hormone. Endocr Rev, 1993, 14(3): 348-399.

[4] FORREST D, HANEBUTH E, SMEYNE RJ, et al. Recessive resistance to thyroid hormone in mice lacking thyroid hormone receptor beta: evidence for tissue-specific modulation of receptor function. EMBO J, 1996, 15(12): 3006-3015.

[5] LAZAR MA, CHIN WW. Nuclear thyroid hormone receptors. J Clin Invest, 1990, 86(6): 1777-1782.

[6] TENG X, JIN T, BRENT GA, et al. A patient with a thyrotropin-secreting microadenoma and resistance to thyroid hormone (P453T). J Clin Endocrinol Metab, 2015, 100(7): 2511-2514.

[7] 刘靖芳, 施秉银. 甲状腺激素不敏感综合征分子机制的研究进展. 中华内分泌代谢杂志,2008,683-685.

[8] MESSIER N, LAFLAMME L, HAMANN G, et al. In vitro effect of Triac on resistance to thyroid hormone receptor mutants: potential basis for therapy. Mol Cell Endocrinol, 2001, 174(1-2): 59-69.

[9] TAKEDA T, SUZUKI S, LIU RT, et al. Triiodothyroacetic acid has unique potential for therapy of resistance to thyroid hormone. J Clin Endocrinol Metab, 1995, 80(7): 2033-2040.

5 艾滋病致甲状腺功能亢进症

罗伊利　陈　铭　杨绍玲　朱　冰　盛春君

背景资料

甲状腺功能亢进症（甲亢）为内分泌常见疾病。经典教科书将甲亢病因分为6大类，涉及垂体、下丘脑、甲状腺、肿瘤、免疫性炎症等。随着获得性免疫缺陷综合征（AIDS，简称艾滋病）病例的增多，艾滋病合并/导致甲亢亦开始进入临床，虽鲜有报道，但仍需引起临床重视。

病 例 简 介

患者，男性，29岁，因"心悸乏力1个月，反复发热20余天，呼吸困难1周"于2015年5月入院。患者1个月来无明确诱因出现心悸、乏力，就诊于外院，查游离T_3 4.13 pmol/L（参考范围：2.62 ～ 6.94 pmol/L，下同），游离T_4 26.57 pmol/L（9.01 ～ 19.04 pmol/L），促甲状腺激素 0.01 IU/ml（0.35 ～ 4.94 μIU/ml），诊为"甲亢"，予"甲巯咪唑片（赛治）10 mg，bid"治疗。无明显怕热多汗，无烦躁易怒，无食欲亢进。20天前出现反复发热，体温波动于37 ～ 39℃，轻咳、少痰，伴胸闷，无盗汗，无咯血，曾就诊另一外院，诊为"肺炎"，抗菌素治疗后略好转、出院。1周来反复呼吸困难，并进行性加重，影响日常生活。近1个月来体重进行性减轻约10 kg。既往体健，2年前曾患"左下颌腺炎"。

　　体格检查：体温37.5℃，脉搏110次/分，呼吸26次/分，血压100/60 mmHg。神清，呼吸略急促、表浅，体形消瘦，皮肤黏膜无黄染，未见出血点，浅表淋巴结无肿大，巩膜无黄染，睑结膜略苍白，口腔黏膜完整，无破溃，咽略充血，扁桃体不大，双肺呼吸音弱，可闻少量散在干湿啰音，心率110次/分，律齐，各瓣膜区未闻及杂音。腹软，无压痛，肝脾肋下未触及，肛周未见脓肿。

表5-1　实验室检查

项　目	检测值	正常值
谷丙转氨酶（U/L）	206↑	< 58
谷草转氨酶（U/L）	142↑	< 40
白蛋白（g/L）	24↓	35～55
γ-谷氨酸转肽酶（U/L）	173↑	< 73
碱性磷酸酶（U/L）	254↑	40～130
肌酐（nmol/L）	60	59～104
尿素氮（mmol/L）	2.8	1.8～7.1
总胆固醇（mmol/L）	3.14	2.82～5.2
甘油三酯（mmol/L）	0.84	0.56～1.7
高密度脂蛋白（mmol/L）	0.48	0.9～1.68
低密度脂蛋白（mmol/L）	1.87	0.1～3.35
总 T_4（nmol/L）	122	54～174
总 T_3（nmol/L）	1.2	1.2～3.4
游离 T_3（pmol/L）	4.8	3.5～6.5

（续表）

项　　　目	检测值	正常值
游离 T_4（pmol/L）	25	$10.2 \sim 31$
促甲状腺激素（mU/L）	0.1	$0.35 \sim 5.5$
反 T_3（ng/ml）	1.03	$0.16 \sim 0.95$
甲状腺过氧化物酶抗体、甲状腺球蛋白抗体、甲状腺微粒体抗体	正常	
人类免疫缺陷病毒（HIV）抗体	强阳性（经上海市疾控中心确认诊断）	

胸部CT：双肺弥漫性病变，两肺炎症（图5-1）。

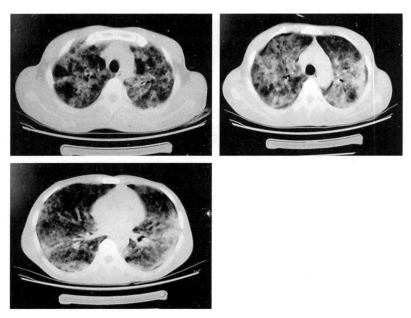

图5-1　患者双肺CT扫描

病 情 分 析

艾滋病患病人数目前呈增长趋势。来自《中国艾滋病性病》显示,艾滋病疫情报告情况截至2017年11月30日,累计报告人类免疫缺陷病毒(HIV)携带者和艾滋病患者990 478例,现存活HIV携带者437 905例,艾滋病患者316 947例,报告死亡235 626例。因患者隐瞒病史,加之病情隐匿,临床表现多样,就诊综合性医院时往往易被误诊。

本例患者就诊时仅提供"甲亢"病史,但临床表现,如无高代谢症状、白蛋白明显降低、严重消耗状态、合并严重肺部感染等,均非甲亢典型表现,亦不能以甲亢解释。需进一步除外传染性、肿瘤性疾病等因素。后向患者同性伴侣询问病情并证实其男同性恋者身份(已持续约5年,2年前曾检查HIV为阴性),更加明确艾滋病合并/导致甲亢这一思路。

诊断:① 艾滋病;② 甲亢。

治 疗 过 程

患者以肺部感染和低蛋白血症为主要临床表现,而无明显怕热、多汗、心悸等甲亢高代谢症状,治疗以抗炎、支持为主,入院第4天,经上海市疾控中心确认诊断后,转上海市公共卫生临床中心治疗。

经 验 与 体 会

1. 艾滋病合并甲亢的概况

艾滋病为免疫缺陷疾病,甲亢病因也与免疫相关。检索艾滋病与甲亢相关的文献报道甚少,以AIDS and hyperthyroidism为检索词,仅获得65篇。国内仅有3篇文献报道(包括本例)。所报道内容多集中于艾滋病患者接受高效抗逆转录病毒治疗（highly active antiretroviral therapy，HAART）或其他免疫治疗过程中出现甲状腺功能异常。

2. 艾滋病与甲亢的关联及机制

艾滋病与甲亢的关联及机制目前并不清楚。Jubault等发现，艾滋病患者在接受HAART过程中会出现甲亢或甲状腺过氧化物酶抗体（TPOAb）等抗体的升高，推测其机制可能与治疗过程中CD4$^+$T细胞的升高，辅助性T细胞（Th细胞）过度刺激产生促甲状腺激素受体抗体（TRAb）有关。

3. 该患者甲亢病因

本例患者为男同性恋者，艾滋病诊断明确。甲亢特点为：无高代谢症状，甲状腺激素轻度升高，相关抗体均为阴性，短期服药甲状腺功能恢复正常。该患者并未接受过HAART。从机制上，不能以CD4细胞升高，Th细胞过度刺激产生TRAb来解释。从一元论出发，TRAb阴性，不考虑Graves病，考虑艾滋病在先，甲亢为艾滋病发展过程中的免疫失调造成的甲状腺损伤更加合理。

4. 本例报道的意义

艾滋病致甲亢目前鲜有报道。本例报道旨在提醒临床医师：艾滋病可通过免疫调节导致甲亢，症状混杂，多不典型，不经仔细排查，极易漏诊。而艾滋病致甲亢的相关机制目前尚不清楚，艾滋病致甲亢的表现也可能多种多样，是否需要不同方案治疗？这些都需要今后的不断积累和探索。

小　结

患者为"甲亢"收入院，但临床并无高代谢表现，指标符合而症状不典型，以全身严重消耗及重症感染为突出表现。经完善检查，诊为艾滋病。

专家述评

　　随着社会的发展，疾病谱也在改变。艾滋病已经从一个少见病转变成为迅速增加的疾病。本例患者虽实验室检查证实为"甲亢"，但其表现并不典型：无高代谢症状，与年龄和疾病不相符的消耗表现，以及肺部的感染征象，这些均提示患者的"甲亢"并不是一个熟知的常见疾病，背后隐藏的因素需要临床医生进一步探索，而非停留于表面。

　　艾滋病的发病机制目前并未完全阐明。目前公认艾滋病和免疫密切相关，已有报道发现使用免疫疗法治疗艾滋病期间可出现甲亢，推测与免疫调节过程中过度刺激产生TRAb有关。艾滋病的发生、发展过程也是免疫变化的过程，也是发生甲亢的可能高危因素。这也提醒广大临床医生，艾滋病的表现可能千变万化，除了功能性诊断"甲亢"以外，更要尽可能获得病因诊断；也进一步提示，在艾滋病人群，内分泌腺体亦是容易受到攻击的靶器官，了解这一人群内分泌系统的变化，也是后续对艾滋病研究的一项重要内容。

　　总之，多学科的重叠和交叉，拓宽思路、丰富相关知识是尽快获得正确诊断的基石。

（李　虹）

参考文献

［1］佚名. 2017年11月全国艾滋病性病疫情. 中国艾滋病性病，2018，24（01）：1.
［2］余兰，朱旭艳，马志强，等. 艾滋病HAART治疗过程中发生甲状腺功能亢进三例. 云南医药，2010，31：579-580.
［3］管志福. AIDS伴甲状腺功能亢进3例. 大理大学学报，2010，9（2）：82-83.
［4］PÉREZ N, DEL BIANCO G, MURPHY JR, et al. Graves' disease following

successful HAART of a perinatally HIV-infected 11-year-old. AIDS, 2009, 13: 645-646.

[5] GILQUIN J, VIARD JP, JUBAULT V, et al. Delayed occurrence of Graves' disease after immune restoration with HAART. Highly active antiretroviral therapy. Lancet, 1998, 12: 1907-1908.

[6] JIMENEZ C, MORAN SA, SERETI I, et al. Graves' disease after interleukin-2 therapy in a patient with human immunodeficiency virus infection. Thyroid, 2004, 14: 1097-1102.

[7] JUBAULT V, PENFORNIS A, SCHILLO F, et al. Sequential occurrence of thyroid autoantibodies and Graves' disease after immune restoration in severely immunocompromised human immunodeficiency virus-1-infected patients. J Clin Endocrinol Metab, 2000, 85: 4254-4257.

6 甲巯咪唑致胆汁淤积性肝损伤

罗伊丽　刘　璐　张曼娜　孙　航　卜　乐

背景资料

甲巯咪唑是治疗甲状腺功能亢进症(甲亢)的常用药物,国内外报道的不良反应中以转氨酶水平升高多见,而胆汁淤积性肝损伤少见,国外文献报道154例,国内81例,德国默克公司的甲巯咪唑(赛治)引起的胆汁淤积性肝损伤鲜有报道。

病 例 简 介

患者,女性,76岁,因"消瘦、多汗4月余,肝功能异常2月余"于2015年7月入院。患者4个月前自觉消瘦、心慌、怕热、多汗、饭量增多,伴脾气改变、双下肢水肿、手抖。于门诊查游离T_3(FT$_3$)22.48 pmol/L(参考范围: 3.5 ～ 6.5 pmol/L,下同),游离T_4(FT$_4$)61.64 pmol/L(10.2 ～ 31 pmol/L),促甲状腺激素(TSH)0.008 mU/L(0.35 ～ 5.5 mU/L);甲状腺摄碘率: 2小时32.2%,24小时63.1%,提示甲状腺摄碘功能增加。诊断为"甲亢",予(甲巯咪唑)赛治(10 mg, tid)治疗,服药7天急诊查非结合胆红素20.1 μmol/L(0 ～ 19 μmol/L),2周后(甲巯咪唑)赛治减量(5 mg, tid),予保肝治疗;服用2周后急诊查"非结合胆红素25.7 μmol/L;碱性磷酸酶(ALP)178.8 U/L(38 ～ 126 U/L)",予停用(甲巯咪唑)赛治。病程中,患者有恶心、厌食、皮肤瘙痒、大便发白、尿色加深,否认发热、白细胞降低、近期病毒感染。既往有高血压病史数年,口服"马来酸氨氯地平片(玄宁)2.5 mg, qd";有胆囊结石病史,未予治疗;否认其他慢性病史,否认肝炎、结核等传染病史。40年前因甲状腺结节行手术治疗,无病理报告。否认甲亢家族史。

体格检查: 体温36.5℃,脉搏80次/分,呼吸20次/分,血压160/90 mmHg。神清,精神可。全身皮肤黄染,巩膜黄染。全身浅表淋巴结未及肿大。双眼球无明显突出,双手震颤阳性。甲状腺Ⅱ度肿大,无压痛,未触及结节,未及血管杂音。心、肺、腹、四肢查体正常。

实验室检查: 肝功能检查结果见表6-1。FT_3 5.51 pmol/L,FT_4 15.87 pmol/L,总T_3(TT_3)1.73 nmol/L(1.2 ～ 3.4 nmol/L),总T_4(TT_4)104.3 nmol/L(54 ～ 174 nmol/L),TSH 0.006 mU/L,促甲状腺素受体抗体(TRAb)17.83 IU/L(0 ～ 1.75 IU/L),甲状腺球蛋白(Tg)64.37 μg/L(3.5 ～ 77 μg/L),甲状腺球蛋白抗体(TgAb)< 10 mIU/L(< 110 mIU/L),甲状腺微粒体抗体(TMAb)4.63 mIU/L(0.16 ～ 10 mIU/L);空腹血糖(FBG)6.3 mmol/L(3.9 ～ 6.1 mmol/L),餐后2小时血糖 10.1 mmol/L(< 7.8 mmol/L),糖化HbA1c 5.6%(< 6.1%);甲胎蛋白(AFP)1.55 μg/L(< 20 μg/L),癌胚抗原(CEA)0.64 μg/L(< 5 g/L)。血常规、肾功能检查无明显异常;肝炎病毒系列及自身免疫性肝炎抗体谱阴性。

甲状腺摄碘率: 2小时 26.3%;24小时 75.7%。

甲状腺B超: 甲状腺左侧叶结节伴粗大钙化,Ti-rads 4a类。

上腹部CT: 肝S8段小钙化灶,脾脏小钙化灶,胆囊、胰腺未见肿大。

心电图、胸片、心脏彩色超声、骨密度: 正常。

病 情 分 析

国际医学组织理事会(CIOMS)修订的判断标准,将药物性肝

表6-1　入院后患者肝功能变化表

日期＼项目	谷丙转氨酶（U/L）	谷草转氨酶（U/L）	碱性磷酸酶（U/L）	总胆红素（μmol/L）	结合胆红素（μmol/L）	γ-谷氨酸转肽酶（U/L）
8月13日（住院第1天）	67.3↑	46.0↑	219.9↑	107.0↑	76.7↑	112.0↑
8月18日	86.0↑	38.0↑	207.0↑	71.7↑	46.2↑	176.4↑
8月24日（出院）	114.0↑	42.1↑	189.9↑	44.2↑	27.1↑	215.2↑
8月31日	77.5↑	40.9↑	—	15.1	0.0	—
9月28日	26.5	17.5	—	13.3	0.0	—
参考值	7～40	13～35	50～135	3.4～17.1	0～5.0	7～45

损伤分为肝细胞性、胆汁淤积性及混合性肝损伤。本例患者既往肝功能正常,排除胰腺占位、胆囊胆道疾病。服用甲巯咪唑(赛治)10 mg,tid,共5周,因出现肝功能异常,并出现皮肤、巩膜黄染。首先考虑服用甲巯咪唑(赛治)后导致的肝损伤。肝功能检查提示结合胆红素升高明显,而肝酶仅轻度升高,提示胆汁淤积为主要矛盾。进一步检查排除胰腺占位、胆管梗阻等因素。

诊断:① 毒性弥漫性甲状腺肿;② 药物性胆汁淤积性肝损伤。

治 疗 过 程

予口服水飞蓟宾、还原型谷胱甘肽保肝;甲强龙80 mg,qd连续静滴5天,胆红素稳定下降,恶心、厌食、皮肤瘙痒、大便发白、尿色加深这些症状明显改善,后减量为甲强龙40 mg,qd,治疗7天后胆红素明显下降,转氨酶接近正常。遂行 ^{131}I治疗甲亢,10天后,胆红素降至正常上限2倍左右出院。出院予口服强的松5 mg,qd,持续减量。

随 访

出院1周后复查胆红素正常,强的松减量至2.5 mg,qd,1周后停药;停药2周再复查,仍正常。入院后患者肝功能的监测情况见表6-1。

经验与体会

1. 甲巯咪唑引起胆汁淤积的机制

甲巯咪唑引起胆汁淤积的具体机制目前尚不明确,可能与特异体质反应、药物对胆管的毒性作用及药物代谢因素损害有关。可能的机制包括:① 机体的变态反应;② 甲巯咪唑代谢过程中多种活性产物通过各种机制损伤肝细胞器及基质；③ 个体潜在的胆汁流动障碍,用药后暴露,导致具有细胞毒性的胆汁酸在肝内淤积,进一步加重肝细胞损伤和胆管细胞损伤。

2. 甲巯咪唑引起胆汁淤积的病例报道

甲巯咪唑(赛治)是德国默克雷兰诺有限公司生产的抗甲状腺药物,于1999年起在中国上市,在达到相同疗效下,赛治使用剂量相对国产甲巯咪唑片(他巴唑)较少,从而降低了不良反应。以往病例报道的不良反应以粒细胞缺乏症为主,而关于赛治致胆汁淤积性肝损伤的报道仅十余例。

在中国期刊全文数据库(CNKI)以"甲巯咪唑"或"赛治"和"胆汁淤积"或"肝损伤"或"肝炎"检索,发现明确为赛治致胆汁淤积性肝损伤的有18篇病例报道(截至2017年12月),钱掩映等报道2例(2011年),分别口服赛治(20 mg, qd)45天、赛治(15 mg, qd)40天后出现巩膜黄染。孙耀丽报道1例(2014年),口服赛治(10 mg, bid)21天后出现巩膜及全身皮肤发黄、食欲不振、小便颜色发黄、大便黄色稀糊状。杨金玲报道1例口服赛治(10 mg, tid)28天后出现全身皮肤、巩膜染黄,尿黄如茶色,伴乏力、纳差、恶心、腹部隐痛。4例患者予停药、保肝治疗,其中1例联合糖皮质激素,肝功能好转后均行^{131}I治疗甲亢。

3. 药物性胆汁淤积性肝损伤的治疗

对于药物性胆汁淤积性肝损伤,目前尚无统一、有效的治疗指南。一旦发现,应立即停用药物,停药后约(6.6±4.2)周可自行恢复。重型患者可选用N-乙酰半胱氨酸,成人一般用法50～150 mg/(kg·d),总疗程不低于3天,临床越早应用效果越好。糖皮质激素适用于超敏或自身免疫征象明显、且停用肝损伤药物后生化指标改善不明显甚至继续恶化的患者,多数患者在使用糖皮质激素后停用不易复发,但目前尚无标准治疗方案。Ludovico等使用泼尼松龙（60 mg/d，后减量至20 mg/d）治愈1例药物性肝损伤。Ersoz等予口服强的松（30 mg/d）联合硫唑嘌呤（50 mg/d）治愈7例药物性肝损伤。文献报道"静滴腺苷蛋氨酸1 000 mg，qd联合口服糖皮质激素30 ～ 60 mg，qd，7天后酌情减量"治疗胆汁淤积性肝损伤效果更为理想。本例患者入院后行保肝对症治疗，同时加用甲强龙80 mg/d静滴5天，减量为40 mg/d静滴2天，后口服强的松5 mg/d并逐渐减量，总疗程20天，预后良好。

4. 此类患者甲亢的治疗

甲巯咪唑致胆汁淤积性肝损伤后不建议再次尝试药物治疗。一般主张肝功能好转后行放射性碘或外科手术进一步治疗甲亢。本例患者肝功能好转后行^{131}I治疗甲亢，恢复良好。

小　　结

患者为老年女性，初次诊断为甲亢，短期使用甲巯咪唑（赛治）后出现肝功能异常。主要表现为周身黄疸，胆红素水平明显升高。考虑为"胆汁淤积性肝炎"。予糖皮质激素治疗后黄疸明显好转，胆红素恢复正常。后予同位素治疗甲亢。患者预后良好。

专家述评

甲亢为内分泌科常见病，但甲亢并不是一个简单病。甲亢的症状多种多样，治疗过程中也是千变万化。甲巯咪唑治疗甲亢是目前较为经典的治疗方案，也被认为是较为安全、有效的方案。但使用口服药过程中往往会发生肝功能的异常，这也是困扰临床医生治疗甲亢的一个因素。

甲巯咪唑引起严重肝损伤主要表现为淤胆性肝损伤，

而丙基硫氧嘧啶多表现为肝细胞坏死。淤胆表现轻重不一。甲巯咪唑(赛治)作为默克公司的产品,在国内临床一直获得良好评价,鲜有不良事件报道。本例患者为使用赛治后胆汁淤积性肝损伤,从时间和因果上都具有关联性,这也提示:对于任何药物,即使以往安全性良好,在具体使用过程中,仍要警惕药物的不良反应。

甲巯咪唑致胆汁淤积性肝损伤的报道并不多见,治疗上目前也并不统一。一般认为激素是较为有效的治疗药物,本例患者及时使用激素后症状迅速缓解,预后良好。目前有关激素具体使用剂量和疗程尚无统一经验,要根据实际情况酌情使用,也需要进一步积累以获得成熟临床经验。

(李　虹)

参考文献

[1] ROBLES-DIAZ M, LUCENA MI, KAPLOWITZ N, et al. Use of Hy's law and a new composite algorithm to predict acute liver failure in patients with drug-induced liver injury. Gastroenterology, 2014, 147(1): 109-118.

[2] TARANTINO G, DIMINNO MN, CAPONE D. Drug-induced liver injury: Is it somehow foreseeable? World J Gastroenterol, 2009, 15(23): 2817-2833.

[3] 钱掩映,杨升伟,吴笑英,等.甲巯咪唑致肝内胆汁淤积性黄疸两例报道并文献复习.中华内分泌代谢杂志,2011,27(1): 89-90.

[4] 孙耀丽.甲巯咪唑致胆汁淤积性肝损害1例.中国临床研究,2014,27(2): 255.

[5] 杨金玲.甲巯咪唑致肝损害1例临床分析.中国医药指南,2015,13(31): 195-196.

[6] ABENAVOLI L, MILIC N, BEAUGRAND M.Severe hepatitis induced by cyproterone acetate role of corticosteroids. A case report. Ann Hepatol, 2013, 12(1): 152-155.

[7] ERSÖZ G, VARDAR R, AKARCA US, et al. Ornidazole-induced autoimmune hepatitis. Turk J Gastroenterol, 2011, 22(5): 494-499.

[8] 朱超慧,董迎华,艾正琳,等.药物性胆汁淤积型肝病的治疗研究.胃肠病学和肝病学杂志,2014,23(1): 90-93.

[9] WILLIAMS KV, NAYAK S, BECKER D, et al. Fifty years of experience with propylthiouracil-associated hepatotoxicity: what have we learned? J Clin Endocrinol Metab, 1997, 82(6): 1727−1733.

7 核素扫描阴性的散发性甲状旁腺癌

朱翠玲 孙 航 张曼娜 盛春君 韩玉麒

背景资料

甲状旁腺癌(parathyroid carcinoma, PTC)是一类以甲状旁腺功能亢进为主要临床表现的恶性肿瘤,由 de Quervain 于1904年首次报道,好发于中青年,平均就诊年龄为45~59岁,男女发病比例相同,可散发或呈家族聚集性发病。据报道,约76%的PTC患者携带 HRPT2 基因的体细胞突变。临床表现为严重高钙血症引起的多个系统及器官的改变,需依赖B超、甲状旁腺核素扫描(99mTc-MIBI)、CT等检查明确定位后予以手术,其中甲状旁腺核素显像方法简便、灵敏度高,被广泛应用于临床,但仍有少数病例存在该检查结果阴性的可能,易造成患者误诊及漏诊。

病 例 简 介

患者,男性,67岁,因"腰背部及肩部疼痛1年,加重20天"于2017年1月入院。患者1年前开始于无明显诱因下出现腰背部及肩部疼痛,时有上楼梯时抬步困难,体重减轻,无肢体麻木,于医院就诊,测血钙升高,查全身骨扫描未见明显异常,进一步行PET-CT检查,提示骨转移不能除外,SPECT/CT:左侧甲状腺下极下方类圆形低密度肿块,大小2.2 cm×1.8 cm×1.6 cm,周围伴小淋巴结,放射性摄取均不高,当时未予以特殊治疗。入院前4个月因兴奋躁动、胡言乱语于外院急诊科就诊,当时查血钙3.89 mmol/L,甲状旁腺激素(PTH)308.1 pg/ml,后经帕米膦酸钠、降钙素等药物治疗后血钙水平下降。此后多次复查电解质仍提示高钙、低磷及高PTH,间歇予以阿仑膦酸、降钙素对症治疗,腰背部及肩部酸痛仍反复发作。20天前患者因全身疼痛加重,拟诊"甲状旁腺功能亢进症"入院。病程中,患者时有明显口干、食欲减退、夜尿增多、便秘、四肢乏力、腰背部疼痛等症状,偶有幻觉、狂躁等精神症状,否认记忆力减退、性格改变、恶心呕吐、尿急、尿痛等症状。近半年体重下降20 kg。

18年前曾行结肠癌根治术,术后病理提示直肠浸润溃疡型中等分化管状腺癌,无淋巴结转移,术后化疗6个月。家族史:父亲有直肠癌、母亲有肺癌病史。家中哥哥、弟弟及妹妹均体健。

体格检查:一般情况可,慢性病容,血压130/80 mmHg,甲状腺无肿大,未扪及结节。二肺呼吸音清,未闻及明显干湿啰音,心律齐,未闻及病理性杂音。腹软,无压痛、反跳痛,四肢肌力正常,肌张力正常,生理反射存在,病理反射未引出,双下肢无浮肿。

实验室检查:血常规、肝功能正常,肌酐164.2 μmol/L,尿素氮8.6 mmol/L,甘油三酯3.75 mmol/L,总胆固醇5.83 mmol/L,24 h尿钾钠氯、降钙素、肿瘤指标正常。血PTH 382 pg/ml(正常参考范围 7～53 pg/ml,下同);血钙波动在2.78～3.19 mmol/L(2.13～2.55 mmol/L);血磷波动在0.44～0.58 mmol/L(0.81～1.45 mmol/L),碱性磷酸酶(ALP)508～530 IU/L(30～120 IU/L),24 h尿钙5.15 mmol/24 h。HbA1c 5.1%。25-羟维生素D_3 50.0 nmol/L(47.7～144 nmol/L),甲状腺功能正常。

心电图:正常心电图。

腹部B超:肝胆胰脾肾未见明显异常。

骨密度:L1-4 T值-2.1,右髋 T值-2.4,股骨颈 T值-3.1。

　　长骨 X 线：右尺桡骨骨质疏松改变。右肱骨大结节明显骨质增生。右胫腓骨中上段未见明显异常。右股骨干中上段未见明显骨质异常。右髋关节退行性变。

　　甲状腺 B 超：左侧甲状腺下极见一个低回声，大小 26 mm × 15 mm，形状呈椭圆形，内部回声欠均匀，边界尚清，内部未见明显点状强回声。

　　甲状旁腺 B 超：双侧甲状旁腺区未见明显异常回声。

　　甲状旁腺 ^{99m}Tc-MIBI 结果：未见明显甲状旁腺腺瘤表现，未见明确异位甲状旁腺表现（图 7-1）。

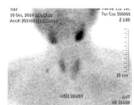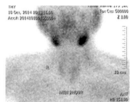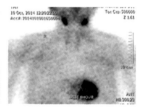

图 7-1　患者甲状旁腺核素扫描阴性

　　颈部 CT 平扫 + 增强：左侧甲状腺下方、左颈总动脉前方结节，大小约 1.5 cm × 1.5 cm × 1.0 cm，结合临床，异位甲状旁腺可能。

　　左侧甲状腺下极结节细针穿刺：涂片中见异形细胞，考虑为恶性肿瘤。

　　诊断：① 原发性甲状旁腺功能亢进症（PHPT），PTC 可能；② 直肠癌术后。

　　诊断依据 1：该患者有明显的高钙血症的临床表现，如口干、食欲减退、夜尿增多、便秘、四肢乏力、腰背部疼痛等症状，偶有幻觉、狂躁等精神症状，多次到医院就诊，查血钙 3.89 mmol/L，PTH 308.1 pg/ml，后经帕米膦酸钠、降钙素等药物治疗后血钙下降。此后多次复查电解质仍提示高钙、低磷及高 PTH，间歇予以阿仑膦酸、降钙素对症治疗,腰背部及肩部酸痛仍反复发作,故临床高度疑似PTC,予以左侧甲状腺下极结节细针穿刺:涂片中见异形细胞,考虑为恶性肿瘤,故予以手术切除。术中发现甲状腺左叶下极可扪及直径约2.5 cm结节,呈肉红色,边界欠清,质地韧,无明显包膜,而术中送冰冻病理:报告提示(左甲状旁腺)肿瘤性病变,部分细胞伴不典型增生。进一步行左侧甲状腺腺叶全切+左颈中央淋巴结清扫+上纵膈淋巴结+气管前淋巴结清扫术。术后组织病理:(左甲状旁腺)甲状旁腺腺癌,肿瘤浸润周围脂肪组织,脉管内见癌栓。故诊断为"原发性甲状旁腺功能亢进症(PHPT),PTC可能"。

诊断依据2:该患者18年前曾行结肠癌根治术,术后病理提示直肠浸润溃疡型中等分化管状腺癌,无淋巴结转移,术后化疗6个月。故诊断为"直肠癌术后"。

病 情 分 析

目前对于甲状旁腺肿物行细针穿刺检查并不被指南推荐,这与细胞学检查很难明确细胞性质,且在穿刺的过程中容易导致病灶的扩散有关。但当传统定位方法不能明确时,仍可在疑似病灶部位行穿刺以明确诊断。本文患者因多种检查结果不一致,故采用诊断性穿刺,为进一步手术治疗提供了证据。该患者经穿刺后考虑诊断:原发性甲状旁腺功能亢进症(PHPT),PTC可能;直肠癌术后。

1. 治疗手段原则及原因

由于PTC对放疗及化疗均不敏感,因此其主要治疗方式为手术切除。该例患者临床高度疑似PTC,细针穿刺考虑为恶性肿瘤,年龄 < 75岁,心、肺、肝功能等无明显异常。在行手术切除时,发现甲状腺左叶下极可扪及约2.5 cm结节,呈肉红色,边界欠清,质

地韧,无明显包膜,而术中冰冻病理(左甲状旁腺)肿瘤性病变,部分细胞丰富伴不典型,故决定行左侧胸骨后甲状旁腺切除,左侧甲状腺腺叶全切,左颈中央淋巴结清扫,上纵膈淋巴结及气管前淋巴结清扫术。

2. 手术治疗的注意事项

患者术前应锻炼心肺功能,避免术后咳嗽引发的伤口裂开等并发症。手术过程应考虑有损伤周围脏器及血管神经、腹腔出血、吻合口出血、吻合口瘘、肿瘤复发等可能。应充分解析病情,完善与患者及家属的术前谈话,争取患者及家属理解并配合术后治疗和护理工作,以减少并发症发生可能。

3. 对预后的预测和评估

据报道,PTC的5年生存率为85%,10年生存率为49%～77%,而近50%的患者会出现肿瘤复发,有高达25%的患者在随访过程中出现肿瘤远处转移,多见于肺、骨和肝脏。因此,本例患者是否存在复发及转移可能,有待长期随访观察。

治 疗 过 程

患者予手术切除肿瘤,术中见左叶下极可扪及直径约2.5 cm结节,椭圆形,呈肉红色,边界欠清,质地韧,无明显包膜;右叶及峡部腺体未见明显结节、肿块。行左侧胸骨后甲状旁腺切除＋左甲状腺部分切除术。

术中送冰冻病理: 报告提示(左甲状旁腺)肿瘤性病变,部分细胞伴不典型增生。进一步行左侧甲状腺腺叶全切＋左颈中央淋巴结清扫＋上纵膈淋巴结＋气管前淋巴结清扫术。

术后组织病理:(左甲状旁腺)甲状旁腺腺癌,肿瘤浸润周围脂肪组织,脉管内见癌栓(图7-2)。

基因突变检测: 提取患者外周血及术中组织标本DNA,扩增

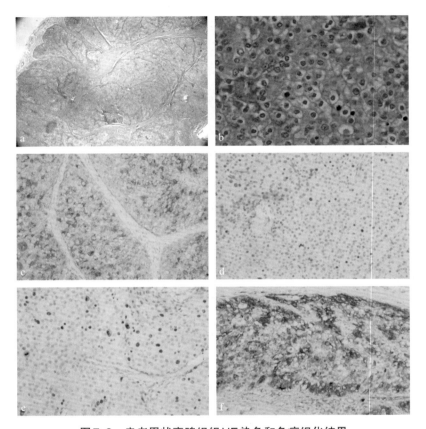

图7-2　患者甲状旁腺组织HE染色和免疫组化结果

a. 甲状旁腺组织HE染色结果 ×2.5倍；b. 甲状旁腺组织HE染色结果 ×40；c. 免疫组化示PTH染色阳性；d. p53染色阳性；e. 30%的ki67染色阳性；f. CgA染色阳性

*HRPT2*基因，未发现任何突变及多态性改变。

随　访

患者术后第1天PTH下降至8.59 pmol/L（7～53），血钙2.21 mmol/L（2.15～2.55），血磷0.93 mmol/L（0.87～1.45），血肌酐184.5 μmol/L，尿素8.5 mmol/L，并予以"碳酸钙600 mg 每日1次；骨化三醇0.25 μg

每日2次;优甲乐50 μg每日1次"替代治疗。术后第3天,患者的血钙、血磷及血PTH均正常,予以出院。出院后一直予以维生素D及补钙治疗,以预防低钙血症的发生,术后每3个月定期随访,患者自觉骨痛症状明显改善,血PTH、钙、磷、甲状腺功能均在正常范围。

术后随访1年,腰背部疼痛明显改善,血钙磷均正常范围,甲状旁腺超声未见占位表现。

经验与体会

1. PTC的流行病学研究

PTC是一类极其少见的恶性肿瘤,其在恶性肿瘤中的比例仅为0.005%,在PHPT人群中占0.5% ~ 1%,但在亚洲PHPT患者中该比例上升至5% ~ 7%,在我国占PHPT的3.5%。临床上,PTC可发生于家族性甲状旁腺功能亢进、甲状旁腺功能亢进症-颌骨肿瘤综合征、多发性内分泌腺瘤病中,但大部分患者均为散发性PTC。

2. PTC的诊断及鉴别诊断

PTC发病隐匿,患者表现为顽固性的高钙血症,临床上常易与甲状旁腺瘤混淆,两者需要进行充分鉴别,前者较后者发病年龄偏轻,高钙血症及高PTH更严重,易出现高钙危象,肾功能异常及骨骼系统改变。有学者认为,当血钙超过正常值上限1.15倍以上或血PTH超过正常值上限3倍以上,需高度怀疑PTC可能,若伴有肾脏病变,则更支持恶性诊断。本研究中的患者血钙及PTH均明显异常升高,且伴肾功能异常,故高度怀疑患者存在PTC可能。

3. PTC临床检测方法主要有哪些

临床上,常需行影像学检查来发现和定位肿瘤,而超声、CT和^{99m}Tc-MIBI核素扫描检查是常用的检查方法。本研究中患者,查甲状腺B超示左侧甲状腺下极见一占位,甲状旁腺B超未见异常,尽管颈部CT提示异位甲状旁腺瘤可能,但两次甲状旁腺的核素显影均阴性。在一项回顾性的研究中显示,超声、CT和^{99m}Tc-MIBI核素扫描检查的阳性率分别是69%、93%和79%,而Kettle等系统研究核素显像诊断甲状旁腺占位的灵敏度为88.44%,Horst-Sikorska等研究提示,核素扫描的灵敏度为92.8%,超声为78.5%。据报道,核同位素显影阴性常与肿瘤体积小、是否存在囊性变、伴有甲状腺功能亢进症(甲亢)或甲状腺炎、肿瘤的细胞成分、糖蛋白或多耐药相关蛋白的表达有关,推测本例患者核素不显影的原因可能与肿瘤细胞相关蛋白的表达缺失有关,但尚有待进一步的研究证实。

目前指南并不推荐对于甲状旁腺肿物行细针穿刺检查,这与细胞学检查很难明确细胞性质,且在穿刺的过程中容易导致病灶的扩散有关。但当传统定位方法不能明确时,仍可在疑似病灶部位行穿刺以明确诊断。本例患者因多种检查结果不一致,采用诊断性穿刺,为进一步手术治疗提供了证据。本例患者再次证明任何一种检查都不可能成为诊断PTC的唯一手段,有时需要综合评价才能找到蛛丝马迹的线索。

4. PTC发生的分子机制有哪些

PTC的分子机制包括抑癌基因与原癌基因突变以及染色体的异常改变,如:细胞周期蛋白D1、RB、BRCA、p53和*HRPT2*的突变,染色体1 p和13q缺失,19 p、Xc-q13,9 p33qter,1q以及16 p的获得。据报道,约76%的PTC患者携带*HRPT2*基因的体细胞突变。*HRPT2*基因属于抑癌基因,共包含17个外显子,编码513个氨基酸,已报道110余种突变,包括近70种种系突变和近40种体细胞突变。本研究中患者的染色体核型正常,进一步提取患者外周血及病理组织标本的DNA以筛查*HRPT2*基因,未发现该基因的外显子区域存在突变。因此，本例患者是否携带有其他基因突变导致PTC，有待进一步的研究阐明。

5. PTC诊断与治疗过程中应注意哪些问题

本研究报道了1例以MIBI扫描阴性为特点的PTC患者，并全面总结分析了患者的临床及病理组织特点，提出当患者临床特点高度符合甲状旁腺功能亢进的改变时，应采取多种检查方式帮助定位，而在MIBI扫描阴性时更不应该轻易否定甲状旁腺瘤或癌的可能，应在必要时采取手术探查以纠正高钙血症。

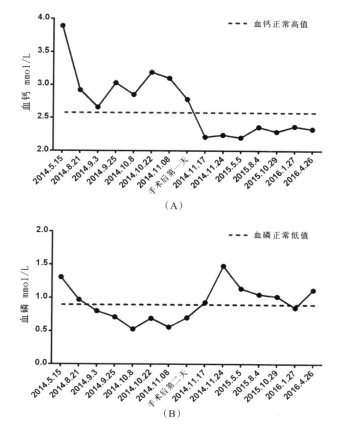

（A）

（B）

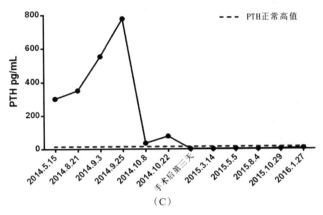

（C）

图7-3　患者术前术后血钙、磷及PTH改变情况

小　　结

PTC是一类以甲状旁腺功能亢进为主要临床表现的恶性肿瘤，临床表现为严重高钙血症引起的多个系统及器官的改变，需依赖B超、^{99m}Tc-MIBI、CT等检查明确定位后予以手术，其中^{99m}Tc-MIBI核素显像是定位异常甲状旁腺最准确、最敏感的方法，被广泛应用于临床，但仍有少数病例存在该检查结果阴性的可能，易造成患者误诊及漏诊。本研究总结分析了1例^{99m}Tc-MIBI核素扫描阴性的PTC患者的临床及病理组织学特点，因多种检查结果不一致，采用诊断性穿刺，为进一步手术治疗提供了证据。本例患者再次证明任何一种检查都不可能成为诊断PTC的唯一手段，有时需要综合评价才能找到蛛丝马迹的线索。

专家述评

PHPT是特指由于PTH过度分泌引起的钙、磷和骨代谢紊乱的一种全身性疾病,其病因尚不完全明确,包括多发性内分泌腺瘤1型(MEN1)、多发性内分泌腺瘤2型(MEN2)和家族性甲状旁腺功能亢进症-颌骨肿瘤综合征等,临床上常表现为甲状旁腺增生、腺瘤或腺癌,而后者发病隐匿,往往容易忽视。本例患者虽确诊为PHPT,但在病灶的定位中出现了检查结果的不一致性,给最初的治疗带来了困难,导致患者在很长一段时间只能对症处理,出现症状的反复、病情的延误。该例PTC的诊治过程中提供的启示是:当颈部或甲状腺附近有异常的结节或肿块不能明确时,必要时可以考虑B超引导下的细针穿刺;甲状旁腺核素扫描并不能作为诊断PTC的唯一或重要的手段,有时还需结合临床表现,并在有经验的B超科医师的协助下对诊治作进一步的综合分析。本例患者最终通过准确的定位和及时的手术干预,避免了病情的进一步恶化,改善了患者的预后,大大提高了患者的生存质量。

目前研究报道显示,^{99m}Tc-MIBI阴性的原因可能与肿瘤重量及体积大小、血钙水平、PTH水平、P-糖蛋白或多重耐药相关蛋白的异常表达、相关甲状腺病变及甲状旁腺肿瘤细胞类型等有关。本例患者术前在未给予降钙药物治疗时血钙水平持续高于正常值上限,且PTH水平显著升高,术中见左叶下极可扪及直径约2.5 cm的结节。上述特征提示该异常甲状旁腺腺体应易于被^{99m}Tc-MIBI核素定位发现,但该患者的MIBI显像却为阴性,原因可能为:① 该甲状旁腺肿瘤表达P-糖蛋白或多重耐药相关蛋白,从而抑制对MIBI的摄取;② 该患者甲状旁腺细胞类型主要为透明细胞从而导致定位结果不准确。因此,针对这类疾病的诊断与治疗,尚需更进一步的探讨和确定。

（程晓芸）

参考文献

［ 1 ］ SHANE E. Clinical review 122: Parathyroid carcinoma. J Clin Endocrinol Metab, 2001, 86 (2): 485－493.

［ 2 ］ GIVI B, SHAH JP. Parathyroid carcinoma. Clin Oncol (R Coll Radiol), 2010, 22 (6): 498－507.

［ 3 ］ KASSAHUN WT, JONAS S. Focus on parathyroid carcinoma. Int J Surg, 2011, 9(1): 13－19.

［ 4 ］ HARARI A, WARING A, FERNANDEZ-RANVIER G, et al. Parathyroid carcinoma: a 43－year outcome and survival analysis. J Clin Endocrinol Metab, 2011, 96 (12): 3679－3686.

［ 5 ］ WEI CH, HARARI A. Parathyroid carcinoma: update and guidelines for management. Curr Treat Options Oncol, 2012, 13 (1): 11－23.

［ 6 ］ 周建平, 田雨霖. 中国人原发性甲状旁腺功能亢进10年文献回顾. 中国普通外科杂志, 2007, 16（1）: 78－80.

［ 7 ］ SHARRETTS JM, KEBEBEW E, SIMONDS WF. Parathyroid cancer. Semin Oncol, 2010, 37 (6): 580－590.

［ 8 ］ SCHAAPVELD M, JORNA FH, ABEN KK, et al. Incidence and prognosis of parathyroid gland carcinoma: a population-based study in the Netherlands estimating the preoperative diagnosis. Am J Surg, 2011, 202(5): 590－597.

［ 9 ］ LEE PK, JAROSEK SL, VIRNIG BA, et al. Trends in the incidence and treatment of parathyroid cancer in the United States. Cancer, 2007, 109(9): 1736－1741.

［10］ BERGENFELZ AO, WALLIN G, JANSSON S, et al. Results of surgery for sporadic primary hyperparathyroidism in patients with preoperatively negative sestamibi scintigraphy and ultrasound. Langenbecks Arch Surg, 2011, 396(1): 83－90.

［11］ KASSAHUN WT, JONAS S. Focus on parathyroid carcinoma. Int J Surg, 2011, 9 (1): 13－19.

［12］ HARARI A, WARING A, FERNANDEZ-RANVIER G, et al. Parathyroid carcinoma: a 43-year outcome and survival analysis. J Clin Endocrinol Metab, 2011, 96 (12): 3679－3686.

［13］ QIU Z L , WU B , SHEN CT , et al. Dual-phase(99m)Tc-MIBI scintigraphy with delayed neck and thorax SPECT/CT and bone scintigraphy in patients with primary hyperparathyroidism: correlation with clinical or pathological variables. Ann Nucl Med, 2014, 28(8): 725－35.

［14］ MEDAS F, ERDAS E, LONGHEU A, et al. Retrospective evaluation of the pre- and postoperative factors influencing the sensitivity of localization studies in primary hyperparathyroidism. Int J Surg, 2016, 25: 82－87.

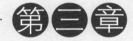

糖尿病/代谢疾病

8 胰腺纤维钙化性糖尿病

杨绍玲　陈　铭　卜　乐　孙　航　杨　蓬　王吉影

背景资料

胰腺纤维钙化性糖尿病(fibrocalculous pancreatic diabetes, FCPD)是一种继发于胰腺外分泌疾病的特殊糖尿病类型。主要见于非洲、印度等热带发展中国家。其发病率低,临床少见,容易误诊。因患者多以长期腹泻为主要表现、多就诊消化内科,且疗效不佳,因此有必要提高临床医生对本病的认识。

病 例 简 介

患者,男性,66岁。因"发现血糖升高30余年,反复心慌出汗1月"于2015年5月收治入院。患者30余年前因出现明显口干、多饮、多尿、体重进行性减轻,至外院就诊,查随机血糖为30 mmol/L、诊断为"糖尿病",予口服降糖药治疗。20年前因血糖控制不佳,改用胰岛素治疗。近1个月来,患者夜间反复出现大汗淋漓,四肢无力,烦躁,自测最低血糖为1.7 mmol/L,进食后症状可缓解。追问病史,患者既往慢性腹泻病史37年,当地医院诊断为"肠炎",为黄色稀便,每日多达7~8次,无腹痛。34年前于外院诊断糖尿病同时诊断慢性胰腺炎。甲状腺功能亢进病史10余年,曾接受药物治疗;无木薯食用史,无烟酒嗜好。

　　体格检查：生命体征平稳；精神萎靡，反应迟钝；皮肤弹性略差，皮温偏低；慢性病容，消瘦体型；双眼视力减退；心、肺、腹及四肢查体未见异常。身高162 cm，体重53.6 kg，体重指数20.42 kg/m^2。

　　实验室检查：血、尿、粪常规，肝、肾功能均正常。血、尿酮体阴性。糖化血红蛋白6.2%。糖耐量试验（mmol/L）：3.6（0 min），7.7（30 min），12.0（60 min），19.7（120 min），18.6（180 min）；C肽释放试验（ng/ml）：0.23（0 min），0.73（30 min），1.22（60 min），1.73（120 min），2.11（180 min）。谷氨酸脱羧酶抗体（GADA）12 IU/ml（正常参考范围：0.51 ～ 30 IU/ml，下同），胰岛细胞抗体（－）。血淀粉酶：43.0 U/L（≤ 220 U/L），血脂肪酶：7 U/L（13 ～ 63 U/L）；垂体泌乳素（PRL）3 055 mIU/L（102 ～ 496 mIU/L，1 ng/ml=1 mIU/L×21.2）；血清游离T$_3$ 4.37 pmol/L（2.8 ～ 6.3 pmol/L），游离T$_4$ 14.03 pmol/L（10.5 ～ 24.4 pmol/L），总T$_3$ 1.35 nmol/L（1.0 ～ 3.0 nmol/L），总T$_4$ 114.7 nmol/L（55.5 ～ 161.3 nmol/L），促甲状腺激素8.236 mIU/L（0.38 ～ 4.34 mIU/L），甲状腺球蛋白抗体（TgAb）> 1 000 IU/ml（< 110 IU/ml），甲状腺微粒体抗体58.92 IU/ml（0.16 ～ 10 IU/ml），甲状腺过氧化物酶抗体（TPOAb）> 340 IU/ml（< 40 IU/ml），促甲状腺激素受体抗体0.41 IU/L（0 ～ 1.75 IU/L）。

　　胰腺CT：胰腺萎缩伴胰管扩张、多发钙化灶（图8-1）。

　　双能X线骨密度检测：骨质疏松（T值：第1 ～ 4腰椎-3.0，右髋-2.6，股骨颈-3.0）。

　　肌电图：上下肢周围神经损害。

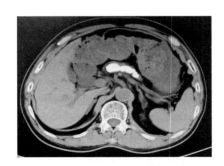

图8-1　胰腺CT提示胰腺萎缩伴胰管扩张、多发性钙化灶

眼科检查：糖尿病性视网膜病变、白内障。

血管超声：双侧颈动脉及双下肢动脉硬化伴斑块形成。

垂体MRI：垂体前叶左侧异常信号灶,微腺瘤可能。

诊断：① 胰腺纤维钙化性糖尿病；② 低血糖症；③ 代谢性白内障；④ 糖尿病视网膜病变；⑤ 血管周围神经病变；⑥ 骨质疏松症；⑦ 高泌乳素血症。

病 情 分 析

FCPD的主要诊断标准如下。

（1）多发生于热带地区。

（2）符合世界卫生组织制定的糖尿病诊断标准。

（3）存在慢性胰腺炎的证据。腹部X线可见胰腺钙化或存在以下4点中的任意3点：① 自幼腹痛；② 胰腺形态异常（超声、CT或内镜逆行胰胆管造影提示胰管扩张）；③ 脂肪泻；④ 粪便糜蛋白试验提示胰腺功能异常。

（4）除外酒精性或其他原因导致的慢性胰腺炎。

FCPD应注意与酒精性慢性胰腺炎继发的糖尿病进行鉴别,饮酒史是主要鉴别点。后者发病前至少有5年饮酒史,且每日酒精摄入不低于50 g。由于FCPD好发于年轻人群,患者胰岛功能较差,临床上易误诊为1型糖尿病。但1型糖尿病有明显的酮症倾向,而FCPD很少发生酮症。其次,1型糖尿病患者胰岛自身抗体阳性率较高,而FCPD患者多为阴性。此外,胰腺结石是FCPD的特征性改变。

本例患者青年起病,体形消瘦；胰腺炎病史在前,反复腹泻；胰岛细胞抗体、GADA阴性；胰腺萎缩伴胰管扩张、多发钙化灶。综上几点,FCPD诊断成立。

治 疗 过 程

予重组人胰岛素R早4U、中3U、晚3U，重组甘精胰岛素7U睡前，阿卡波糖50 mg, tid降糖；酪酸梭菌活菌片、胰酶等改善腹泻；溴隐亭2.5 mg, qd治疗高泌乳素血症。血糖控制良好、腹泻缓解。

随 访

随访3年，患者大便恢复正常，体重增加近10 kg，生活可自理，可随家人出游。泌乳素水平恢复正常，血糖控制良好，糖化血红蛋白6% ～ 7%。

经验与体会

1. FCPD的病因

FCPD由苏伊德玛（Zuidema）在1959年首先报道。1998年，Mohan等建议将热带性胰腺炎统称为纤维钙化性胰腺炎，并将继发于此的糖尿病称为FCPD。FCPD的病因目前尚不明确。推测营养不良及某些特殊食物如木薯可能是主要病因。此外还与遗传因素（如SPINK1、HLA-DQB1、肿瘤坏死因子-c）和环境因素（如氧化应激及微量元素缺乏）有关。大部分FCPD患者来自营养状况较差的人群，好发于10 ～ 30 岁。典型的FCPD累及胰腺内、外分泌功能，表现为腹痛、胰腺结石、脂肪泻和糖尿病等。

2. FCPD的规范治疗措施

目前关于FCPD的治疗尚无大规模临床研究参考，改善营养及妥善处理糖尿病是治疗关键。有研究提出胰岛素治疗会增加胰腺癌患病风险，当患者胰岛功能较差，糖尿病并发症风险远高于胰腺癌风险时，应首选胰岛素治疗。此外，胰酶替代治疗不仅可增加消化能力，缓解腹泻，还可通过改善蛋白质和脂肪吸收，刺激肠促胰素释放,协助控制血糖。因此对伴有胰腺外分泌功能不全者,可补充胰酶。部分患者经内科治疗后腹痛可完全缓解。对于有胰管结石,腹痛不能缓解者,早期内镜或手术治疗有利于胰腺功能的恢复及糖尿病的控制。

3. FCPD的主要并发症

与普通糖尿病对比,FCPD视网膜、肾脏、神经以及外周血管病变发病率无明显差异,但心脑血管等大血管并发症风险显著低于普通糖尿病患者。研究认为FCPD的预后较差,诊断糖尿病后,平均生存时间为25年。糖尿病肾病、感染、胰腺癌是死亡的主要原因。改善营养状况及良好的血糖控制有助于改善FCPD预后。

4. 本例患者除FCPD外有多种合并症,作何解释

本例患者除糖尿病外,另合并有代谢性白内障、甲状腺功能减退症(甲减)(1年后出现)及高泌乳素血症。目前尚未见诸多相关合并症的报道,分析如下。

代谢性白内障是常见的糖尿病眼科并发症,仅次于视网膜病变。代谢性白内障除与糖尿病相关外,长期营养不良使机体产生过量自由基,易诱导晶状体发生变性,加快白内障的发生。

甲减属于常见内分泌疾病,而甲亢后部分可出现自发性甲减。患者经历甲亢—甲减的演变,伴TPOAb与TgAb明显升高,考虑与自身免疫甲状腺炎相关,是否与FCPD相关,尚未见文献报道。

高泌乳素血症与甲减有关,甲减时促甲状腺激素释放激素(TRH)促进甲状腺激素分泌的同时也会刺激PRL过量分泌。另外,长期慢性腹泻及低血糖等应激状态也可引起PRL水平升高。

小　结

患者为老年男性,"糖尿病"史30余年,伴长期慢性腹泻、消瘦、白内障等多种疾病。经完善检查,发现患者胰腺钙化明显,确

诊为"胰腺纤维钙化性糖尿病"。以一元论解释患者糖尿病（内分泌）、腹泻（外分泌）、白内障等多种疾病病因。经胰岛素降糖，补充消化酶，恢复消化功能等治疗，患者恢复良好。腹泻消失，体重恢复，一般状态良好。

专家述评

　　糖尿病病因是复杂的，并非都是2型糖尿病。该患者亦以"糖尿病，低血糖症"就诊。经仔细询问病史，发现患者长期腹泻，后续检查证实胰腺钙化等临床表现均存在，是一典型FCPD病例。但外院长期将"糖尿病"和"腹泻"作为孤立的不同疾病来诊治，30余年未能明确诊断，使患者饱受摧残。

　　这里提醒临床医生，对于青年起病的糖尿病尤其应关注病因诊断。对于体形消瘦、胰岛功能不佳、无酮症倾向且伴慢性腹泻的糖尿病患者应注意筛查本病。在诊断、治疗过程中，应将临床表现尽量形成线索，以一元论解释病因，以免孤立处置，造成误诊。

　　本例患者后续出现的白内障，甲亢/甲减、高泌乳素血症等，均是在长期营养不良、糖尿病背景下出现的临床表现。因此，正确、及早的诊治可使患者大大改善生活治疗，减少营养不良相关并发症，延长患者寿命。

（李　虹）

参考文献

[1] MOHAN V, NAGALOTIMATH SJ, YAJNIK CS, et al. Fibrocaleulous pancreatic

diabetes. Diabetes Metab Rev, 1998, 14: 153-170.

[2] GOVINDARAJAN M, MOHAN V, DEEPA R, et al. Histopathology and immunohistochemistry of pancreatic islets in fibrocalculous pancreatic diabetes. Diabetes Res Clin Pract, 2001, 51: 29-38.

[3] ZUIDEMA PJ. Cirrhosis and disseminated calcification of the pancreas in patients with malnutrition. Trop Geogr Med, 1959, 11: 70-74.

[4] Hassan Z, MohanV, Ali L, et al. SPINK1 is a susceptibility gene for fibrocalculous pancreatic diabetes in subjects from the Indian subcontinent. Am J Hum Genet, 2002, 71(4): 964-968.

[5] CHOWDHURY ZM, MEDERMOTT MF, DAVEY S, et al. Genetic susceptibility to fibrocalculous pancreatic diabetes in Bangladeshi subjects: a family study. Genes Immun, 2002, 3: 5-8.

[6] EWALD N, KAUFMANN C, RASPE A, Kloer HU, et al. Prevalence of diabetes mellitus secondary to pancreatic disease (type 3c). Diabetes Metab Res Rev, 2012, 28: 338-342.

[7] MAISONNEUVE P, LOWENFELS AB, BUENO-DE-MESQUITA HB, et al. Past medical history and pancreatic cancer risk: results from a multicenter case-control study. Ann Epidemiol, 2010, 20: 92-98.

[8] KNOP FK, VISBOLL T, LALSEN S, et al. Increased postprandial responses of GLP-1 and GIP in patients with chronic pancreatitis and steatorrhea following pancreatic enzyme substitution. Am J Physiol Endocrinol Metab, 2007, 292: E324-E330.

[9] KANTA BARMAN K, PADMANABHAN M, PREMALATHA G, et al. Prevalence of diabetic complication in fibrocalculous pancreatic diabetic patients and type 2 diabetic patients: a cross-sectional comparative study. J Diabetes Complications, 2004, 18: 264-270.

[10] MOHAN V, PREMALATHA G, PADMA A, et al. Fibrocalculous pancreatic diabetes. Long-term survival analysis. Diabetes Care, 1996, 19: 1274-1278.

[11] CHARI ST, MOHAN V, PITCHUMONI CS, et al. Risk of pancreatic carcinoma in tropical calcifying pancreatitis. An epidemiological study. Pancreas, 1994, 9: 62-66.

[12] MITTAL N, MEHROTRA R, AGARWAL G, et al. The clinical spectrum of fibrocalculous pancreatic diabetes in north India. Natl Med J India, 2002, 15: 327-331.

9 携带 tRNALeu（UUR）A3243G 突变糖尿病伴急性胰腺炎

祝 洁 张曼娜 王兴纯 卜 乐 苏 斌

背景资料

线粒体糖尿病是因线粒体基因突变导致线粒体氧化磷酸化功能障碍，ATP合成缺陷而引起胰岛素分泌不足的一种遗传性糖尿病，最常见的突变位点即位于编码亮氨酸 tRNA 基因的 A3243G 突变。本文通过对一例因 mt3243A > G 突变引起线粒体糖尿病家系进行分析，进一步探讨线粒体糖尿病的临床特征及家系谱特点。旨在了解线粒体糖尿病，除了母系遗传、糖尿病伴感音性耳聋等常见临床特征外，还常合并其他多个系统受累，其原因主要与不同组织及家系成员间野生型及突变性 mtDNA 比例及组织对线粒体ATP供应的依赖程度不同有关。

病 例 简 介

本文报道了 1 个线粒体糖尿病家系（图9-1），该家系 4 代 19人，2 人已故，先证者之母于 50 岁时死于糖尿病并发症（具体不详），先证者之父死因不详，生前无糖尿病病史。在接受检查的患者中包括母系亲属 9 人，余下家系成员因标本不可取或为非母系亲属未能纳入研究。

突变糖尿病者一般情况： 9 例家系成员中 5 例确诊为糖尿病，起病年龄 19 ～ 41 岁，平均发病年龄（32.4 ± 9.2）岁，平均病程

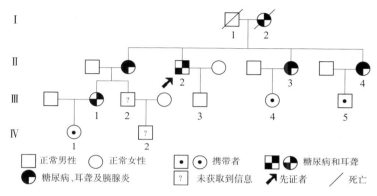

图9-1 线粒体3243A > G突变家系图

（8.2±6.1）年,平均体重指数（BMI）为（18.85±1.48）kg/m²,谷氨酸脱羧酶抗体（GADA）、胰岛细胞抗体（ICA）均阴性,胰岛分泌功能减退,高峰延迟（图9-2）。5例患者中3例（Ⅱ-1、Ⅱ-2、Ⅱ-3）均起病较缓,"三多一少"症状不明显;1例（Ⅲ-1）以妊娠糖尿病发病;1例（Ⅱ-4）以急性胰腺炎伴酮症酸中毒发病。病程中有2例患者（2/5）曾多次出现酮症酸中毒倾向。5例患者既往均无乳酸性酸中毒、高血糖高渗状态、低血糖等并发症。

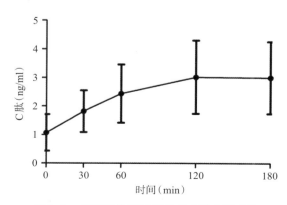

图9-2 例线粒体糖尿病患者C肽分泌功能

听力及糖尿病并发症情况：5例糖尿病患者均出现轻度至极重度听力损害，其中患者（Ⅱ-2）需助听器辅助听力。4例（4/5）患者心电图提示异常：2例为心室预激A型，1例出现ST段压低，1例出现肺型P波。4例（4/5）出现骨量减少或骨质疏松，3例（3/5）患者静态血乳酸升高，最高者可达4 mmol/L（参考值：0.5～1.6 mmol/L）。2例（2/5）患者出现眼底或黄斑区出血渗出合并右上肢神经病变。3例被检患者中2例患者头颅MRI有小缺血灶、腔隙性脑梗死。其他成员（Ⅲ-3）暂无明显不适。

并发胰腺炎及治疗情况：5例确诊为糖尿病的患者中有3例患者（Ⅱ-1、Ⅱ-3、Ⅱ-4）病程中曾合并急性胰腺炎。患者（Ⅱ-1）于糖尿病发病9年后（48岁），因"持续中上腹疼痛1天"入院查胰腺CT及MRI提示：急性水肿型胰腺炎，当时测血淀粉酶：1 280.0 U/L（正常值：< 220 U/L），脂肪酶：106 U/L（参考值：13～63 U/L），血pH：6.956，尿糖4+，尿酮4+，HbA1c：11.9%，并伴有低血容量性休克。出院后即由口服降糖药"格列齐特、二甲双胍"改为胰岛素治疗。此次入院查空腹C肽1.33 ng/ml，120 min C肽1.99 ng/ml。患者（Ⅱ-3）于糖尿病起病4年后（40岁）无明显诱因下并发急性重症胰腺炎，并由"二甲双胍"等口服降糖药改为胰岛素治疗，此次入院查空腹C肽0.74 ng/ml，120 min C肽3.08 ng/ml。患者（Ⅱ-4）于19岁时无明显诱因下出现腹痛、发热伴呕吐、昏迷，确诊为急性重症胰腺炎（具体检查指标不详），并同时诊断为糖尿病酮症酸中毒。出院后起始予"二甲双胍"治疗，血糖控制不佳，5年后再次并发酮症酸中毒，并改用胰岛素治疗，此次入院查空腹C肽0.18 ng/ml，120 min C肽1.52 ng/ml。目前3例患者胰腺CT+增强提示仅患者（Ⅱ-3）出现胰管轻度扩张，余无明显异常。

突变携带者情况：3例携带者（Ⅲ-4、Ⅲ-5、Ⅳ-1）空腹及餐后血糖均正常。其中9岁的携带者（Ⅲ-5）出生时因宫内缺氧、全身

表9-1 5例患者家系成员的临床资料和实验室检测结果

家系成员	性别	年龄(岁)	糖尿病发病年龄(岁)	病程(年)	体重指数(kg/m²)	空腹血糖(mmol/L)	HbA1c(%)	胰岛相关抗体	乳酸(mmol/L)	Ca²⁺(mmol/L)	25-(OH)D(mmol/L)	骨密度	电测听	心电图	眼底照相	肌电图	头颅MRI
II-1	女	49	39	10	18.66	15.1	10.1	阴性	2.4↑	2.23	50	骨质疏松	双耳中度耳聋	正常	眼底出血及渗出	右侧正中神经损害	—
II-2	男	46	41	5	18.48	6.4	8.2	阴性	1.6	2.26	28↓	骨量减少	双耳中重度耳聋	心室预激A型	正常	正常	白质区小缺血灶
II-3	女	41	36	5	21.32	7.4	8.8	阴性	4↑	2.11	36↓	骨质疏松	双耳极度耳聋	I、II、aVF ST段压低	正常	正常	多发腔隙性脑梗塞
II-4	女	37	19	18	18.51	4.5	7.5	阴性	1.4	2.15	49	正常	双耳极重度耳聋	心室预激A型;III、aVF异常Q波	黄斑区出血及渗出	右上肢周围神经损害	—
III-1	女	30	27	3	17.3	8.1	—	阴性	2.1↑	2.38	54	骨量减少	双耳轻度耳聋	I、II、aVF肺型P波	正常	正常	正常

[注]FBG:空腹血糖;HbA1c:糖化血红蛋白

青紫送入保温箱1周,1周后称体重2 kg,具体身长不详。目前身高128 cm,体重23 kg,BMI:14.04 kg/m²。患者平素饭量小、挑食、体质差,常伴进食吞咽障碍、易出现"感冒"样症状。入院查生长激素1.0 μg/ml(< 10 μg/ml);心电图:窦性心律不齐,ST段Ⅱ、Ⅲ、aVF、V4-V6压低0.05 ～ 0.1 mV,左心室高电压,短P-R间期;眼底照相提示:右眼黄斑区有少量渗出;电测听、心脏超声、脑电图、肌电图均无明显异常。另一例23岁携带者(Ⅲ-4)目前心电图提示:窦性心律,电轴不偏,心室预激,Ⅰ、aVL、V3-V6 ST段水平型压低,T波在Ⅰ、Ⅱ、aVL、V3-V5倒置。携带者(Ⅳ-1)现3岁,暂无明显不适。

基因测序结果:9例家系成员中8例(Ⅱ-1、Ⅱ-2、Ⅱ-3、Ⅱ-4、Ⅲ-1、Ⅲ-4、Ⅲ-5、Ⅳ-1)均携带有线粒体tRNALeu$^{(UUR)}$3243A > G杂合突变,Ⅲ-3未检测到该位点突变(图9-3)。

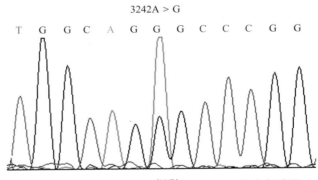

图9-3　线粒体tRNALeu$^{(UUR)}$3243A > G突变色谱图

病 情 分 析

本文的先证者(Ⅱ-2)来院就诊时,因其体形消瘦且伴有听力障碍引起重视。通过仔细询问病史,发现家系成员的遗传方式符合母系遗传特点,故进一步筛查线粒体基因,明确携带线粒体tRNALeu(UUR)3243A > G杂合突变,故诊断为线粒体糖尿病。并进一步收集家系成员临床资料及DNA标本,支持该临床诊断。

治疗及随访

该家系5例线粒体糖尿病患者中仅患者(Ⅲ-5)因妊娠糖尿病起病,起始即予胰岛素治疗外,其他成员均以口服降糖药为主,且因线粒体糖尿病的延迟诊断,均曾口服二甲双胍,增加了乳酸酸中毒的风险。本研究中4例线粒体糖尿病患者在起病4～9年内均因血糖控制不佳需要胰岛素治疗,其中3例在并发急性胰腺炎后开始加用胰岛素。5例患者目前均停服二甲双胍,予以预混胰岛素联合 α-糖苷酶抑制剂治疗,并辅用辅酶Q10,血糖控制平稳。

该家系中的5例患者均有各种糖尿病并发症,2例患者(Ⅱ-1、Ⅱ-4)出现眼底或黄斑区出血渗出合并右上肢神经病,予以口服羟苯磺酸钙治疗眼底病变及口服甲钴胺片营养神经;2例腔隙性脑梗死患者(Ⅱ-2、Ⅱ-3)及2例心肌缺血患者(Ⅱ-3、Ⅱ-4)予以阿司匹林抗血小板,他汀类药物稳定斑块;2例骨量减少患者(Ⅱ-2、Ⅲ-1)予以钙尔奇、阿法骨化醇补充钙及维生素D;2例骨质疏松患者(Ⅱ-1、Ⅱ-3)除了予以钙尔奇、阿法骨化醇外,还予以口服阿伦磷酸钠片每周1片治疗骨质疏松。

经验与体会

1. 线粒体糖尿病的概况

线粒体糖尿病是线粒体疾病中的一个独立临床综合征,以母系遗传、感音性耳聋为特点,自1992年Van den Ouweland首次报道后,国内外报道也逐渐增多,并成为特殊类型糖尿病的一个重要组分。迄今国内已报道了100多例线粒体糖尿病家系,与糖尿病相关的线粒体基因突变位点达50余种,但目前唯一公认的致病突变位点仍为线粒体3243A > G突变。

2. **线粒体糖尿病的诊断及临床特点**

线粒体糖尿病的临床表现为体形消瘦,双耳不同程度的神经性耳聋,且与糖尿病的发生先后无关,糖尿病起病较早,胰岛功能欠佳,常伴有心肌损伤及传导异常等其他系统异常的表现,疑似患者可行线粒体基因筛查予以明确。本研究接受筛查的9例家系成员中8例均携带线粒体tRNALeu$^{(UUR)}$3243A > G杂合突变,符合母系遗传的特点,其中5例在基因筛查前已确诊为糖尿病,经电测听检测提示均有双耳不同程度听力障碍,符合线粒体糖尿病的诊断。

另外这5例患者还有以下表现。① 听力受损程度不一:5例患者均有神经性耳聋,与糖尿病的发生先后无关,且2例患者并无自觉听力下降;② 体形偏瘦:平均BMI为$(18.85 \pm 1.48)\,kg/m^2$;③ 起病较早:平均发病年龄32.4岁,起病年龄较早,这与以往报道的平均发病年龄38岁相似,下一代(Ⅲ-1)有提早发病的倾向;④ 起病方式不同:5例患者中4例起病较缓,仅2例有明显的多饮多尿症状,其中1例因急性胰腺炎伴酮症酸中毒起病,另1例以妊娠糖尿病起病,因此线粒体糖尿病可以以类似2型糖尿病、1型糖尿病或妊娠糖尿病的方式起病;⑤ 胰岛功能减退:5例患者均呈不同程度胰岛素分泌减少,胰岛素分泌高峰延迟,在发病的9年内患者均因血糖控制不佳需由口服降糖药改为胰岛素治疗;⑥ 血乳酸升高:4例患者血乳酸正常高值或明显升高,氧化磷酸化功能受损,运动耐力下降;⑦ 合并其他症状:5例患者中4例均存在心肌缺血改变或传导异常,以心室预激多见,心脏B超无明显异常。其中病程较长的两例患者(Ⅱ-1、Ⅱ-4)出现周围神经并发症及糖尿病视网膜病变,其中1例为黄斑区出血及渗出,有报道线粒体糖尿病患者更易出现黄斑营养不良,目前5例患者均未出现色素性视网膜病变。

3. 为什么线粒体糖尿病患者易骨质疏松

本研究中5例患者尽管就诊年龄为30～49岁,但已有4例患者出现骨量减少或骨质疏松。线粒体基因突变糖尿病患者早期出现骨质疏松的可能原因包括:① 线粒体基因突变糖尿病患者多呈消瘦体型,而BMI是糖尿病性骨质疏松的独立危险因素,糖尿病患者 BMI 与骨质疏松呈负相关。肥胖者体内脂肪组织含量高,转化成的雌激素相对较多,抑制破骨细胞介导的骨吸收功能,促进成骨细胞的骨形成作用,而体形消瘦者则缺乏该作用。② 线粒体基因突变糖尿病患者存在胰岛素分泌缺陷,可使成骨细胞中骨基质成熟和转换减少,骨基质分解大于合成,钙盐丢失;同时导致葡萄糖、脂肪、蛋白质代谢异常,骨组织内糖蛋白和胶原蛋白合成减少、分解加速,导致骨质疏松发生。③ 高血糖增加破骨细胞活性、诱导成骨细胞凋亡。且高血糖引起的血钙、磷、维生素D浓度降低,使甲状旁腺激素(PTH)分泌增加,破骨细胞活跃,引起骨量减少。④ 高乳酸血症是线粒体基因突变糖尿病的常见表现,慢性代谢性酸中毒所致骨密度减少是通过直接溶解骨量、刺激破骨细胞和抑制成骨细胞而起作用。⑤ 线粒体功能障碍对骨代谢的影响,DNA突变累积骨组织亦会导致细胞功能下降,并导致组织衰老表现,出现与年龄不相符的骨质疏松。

4. 为什么家系成员会发生急性胰腺炎

该家系5例线粒体糖尿病成员中目前已有3例在糖尿病发病同时或之后的4～9年内并发重症急性胰腺炎,其中2例同时伴发酮症酸中毒,另1例不详,且均未找到明确病因。目前国内文献也曾报道3例在线粒体基因*A3243G*、*A8344G*突变的,伴或不伴糖尿病的线粒体脑肌病患者中,出现无诱因的反复发作性急性胰腺炎或慢性胰腺炎,但在线粒体糖尿病家系中多人并发重症急性胰腺炎仍较少见,因此胰腺外分泌腺在线粒体糖尿病患者中是否同时受累,有待进一步证实。然而越来越多的证据表明,活性氧簇在急性胰腺炎的发病中起关键的作用,而受损的线粒体可加速活性氧簇的产生,触发各种炎症反应。*mtDNA A3243G*突变造成能量供应障碍也会引发胰腺炎。

5. 如何解释携带有基因突变家系成员的临床表现

基因筛查提示该家系中3例线粒体糖尿病母系子女的成员(Ⅲ-4、Ⅲ-5、Ⅳ-1)均携带线粒体A3243G突变,血糖、听力暂正常,而家系中第Ⅱ代成员均已表现为糖尿病伴听力受损,外显率100%,考虑未发病与携带者年龄尚小或儿童的临床显现率低本身有关。但荷兰的一项研究表明,109名A3243G突变携带者在70岁之前都会出现糖尿病或糖耐量受损,由于线粒体的遗传异质性,同一家系成员间可以不同系统病征为主要或首发临床表现,因此对于未发生糖尿病的突变携带者还应注意筛查其他ATP阈度高的组织,如心、脑、骨骼肌、视网膜等,提早预防发病。本研究中2例携带者(Ⅲ-4、Ⅲ-5)尽管未发生糖尿病,但均已存在心肌缺血、传导异常,其中1例儿童(Ⅲ-5)还伴右眼黄斑区渗出病变,其既往有宫内缺氧史,现体型偏瘦,伴进食吞咽障碍,考虑与线粒体胃肠道病变有关。

6. 线粒体糖尿病的治疗及预防

线粒体糖尿病由于是一种母系遗传性糖尿病,暂无根治的方法,但与1型、2型糖尿病相比,大部分患者初期治疗可以饮食、运动或口服药物控制。需特别注意的是,线粒体糖尿病患者由于能量代谢障碍,体内易产生乳酸,应避免二甲双胍。同时,线粒体糖尿病患者的胰岛功能较一般糖尿病患者差,通常在糖尿病确诊平均2年后需要胰岛素治疗。此外,线粒体糖尿病患者还应避免使用影响线粒体功能及听力损害的药物,同时可辅用辅酶Q10、硫辛酸等抗氧化剂。目前基因治疗也取得了一定的效果,如用人胞质体对缺陷细胞进行基因补救,恢复缺陷细胞的呼吸链功能。极体基因组转移技术或通过基因编辑将线粒体突变选择性消除等技术也有潜在的治疗价值。对于家系中暂未发病的突变携带者,则应定期随访,检测血糖和听力,确诊后尽量早期应用胰岛素。也可预防医师辅助胚胎性别选择,但存在一定伦理争议。

小　　结

本文围绕1个线粒体糖尿病家系中5例患者的临床特点及遗传学特点展开综述。5例患者的共同特点为体形偏瘦、不同程度的耳聋、糖尿病发病年龄早、胰岛素分泌功能欠佳,但这些患者均未得到及时诊治;评估并发症时发现患者存在不同程度的线粒体功能受损,且有3例患者出现了急性胰腺炎病史;进一步基因诊断发现5例患者均携带有tRNALeu$^{(UUR)}$3243A > G杂合突变,并发现了3例家系成员携带有该位点基因突变,该家系的总结有助于临床医生深入了解线粒体糖尿病的临床及基因特点。

专家述评

线粒体糖尿病是糖尿病的特殊类型,在临床上并不少见,但有一定隐匿性和异质性,易误诊为1型及2型糖尿病。本家系中5例线粒体糖尿病患者均有不同程度的误诊,提示临床医师需加强对于消瘦、听力障碍糖尿病患者的线粒体糖尿病的筛查,并在此类患者中避免使用二甲双胍。线粒体糖尿病常合并多个系统受累,在本文的家系报道中,除了发现心、脑、眼部位的常见并发症,还同时发现了胰腺和骨代谢的异常。目前关于线粒体糖尿病和急性胰腺炎相关性国内外报道较少,可能的机制与氧化应激、能量代谢或炎性因子表达增加有关,而急性胰腺炎某些细胞因子表达增加又会加重线粒体功能的紊乱,二者形成恶性循环;此外,线粒体糖尿病对骨代谢的影响常被临床医生忽略,线粒体基因突变本身会导致骨代谢异常,从而增加骨质疏松风险,若合并线粒体糖尿病,患者存在消瘦、高血糖、高乳酸血症、胰岛素分泌缺陷等,进一步加重骨质疏松。因此,临床医生应意识到线粒体糖尿病是线粒体疾病的一个表现,临床医师不仅要诊断线粒体糖尿病,还需进一步评估各个器官的功能状态,为患者提供全面的诊疗措施。

(杨 篷)

参考文献

[1] MATSUO O, IKUYA N, YUICHI G. Single muscle fiber analysis in patients with 3243 mutation in mitochondrial DNA: comparison with the phenotype and the proportion of mutant gene. J Neurol Sci, 1998, 14, 159(2): 170-175.

[2] VAN DEN OUWELAND JM, LEMKES HH, RUITENBEEK W, et al.Mutation in mitochondrial tRNA(Leu)(UUR) gene in a large pedigree with maternally transmitted type II diabetes mellitus and deafness.Nat Genet. 1992, 1(5): 368-371.

[3] MAASSEN JA, T HART LM, VAN ESSEN E, et al.Mitochondrial diabetes: molecular mechanisms and clinical presentation.Diabetes, 2004, 53 Suppl 1: S103-109.

[4] GUILLAUSSEAU PJ, MASSIN P, DUBOIS-LAFORGUE D, et al. Maternally inherited diabetes and deafness: a multicenter study. Ann Intern Med, 2001, 134(9 Pt 1): 721-728.

[5] 李桂英. 2型糖尿病与骨质疏松的相关因素分析. 中国骨质疏松杂志, 2010, 16: 344-346.

[6] DE MORAIS JA, T RINDADE-SUEDAM IK , PEPATO M T, et al. Effect of

diabetes mellitus and insulin therapy on bone density around osseointegrated dental implants: a digital subtraction radio-graphy study in rats. Clin Oral Implants Res, 2009, 20: 796−801.

[7] KRIEGER NS , BUSHINSKY DA. Pharmacological inhibition of intracellular calcium release blocks acid-induced bone resorption. Am J Physiol Renal Physiol, 2011, 300: F91−F97.

[8] DORIA E, BUONOCORE D, FOCARELLI A, et al. Relationship between human aging muscle and oxidative system pathway. Oxid Med Cell Longev, 2012, 2012: 830257.

[9] 郑林星, 游金玉, 庄则豪, 等. 线粒体神经消化道脑肌病家系中线粒体DNA A3243G和PRSS1 IVS3+75G→A混合突变分析. 中国优生与遗传杂志, 2013, 21 （12）: 15−17, 20.

[10] TSAI K, WANG SS, CHEN TS, et al. Oxidative stress: an important phenomenon with pathogenetic significance in the progression of acute pancreatitis. Gut, 1998, 42(6): 850−855.

[11] KISHIMOTO M, HASHIRAMOTO M, KANDA F, et al. Mitochondrial mutation in diabetic patient with gastrointestinal symptoms.Lancet.1995, 345(8947): 452.

[12] WANG T, SHA H, JI D, et al. Polar body genome transfer for preventing the transmission of inherited mitochondrial diseases. Cell, 2014, 157(7): 1591−1604.

10 黄连素联合二甲双胍、吡格列酮治疗发疹性黄瘤

李 楠 徐 璐 王严茹 朱 冰 杨 篷 王吉影

背景资料

　　发疹性黄瘤是黄瘤病的一种，临床表现为群集泛发的较小橘黄色丘疹，好发于臀部、四肢、腹股沟和腋窝等部位，可伴或不伴全身性脂质代谢紊乱和其他系统的异常。目前，包括发疹性黄瘤在内的黄瘤病的治疗手段有限，且疗效可疑。黄连素联合二甲双胍、吡格列酮作为治疗黄瘤病的方案，是以代谢思路出发，以调节代谢为最终目的，尚未见报道。

病 例 简 介

　　患者，女性，47岁，以"散在无痛性皮肤结节3月余"于2013年6月入院。

　　患者2012年8月因急性重症胰腺炎，于当地医院手术、置管引流，术后按时拔管，治愈出院。2013年3月于原置管处出现散在结节，黄豆大小，色黄，质韧，无瘙痒，无压痛，逐渐增多，扩展全身。至当地医院查：总胆固醇（TC）5.91 mmol/L（参考值范围 < 5.2 mmol/L，下同），甘油三酯（TG）1.90 mmol/L（ < 1.7 mmol/L），高密度脂蛋白-胆固醇（HDL-C）1.34 mmol/L（0.9 ～ 1.68 mmol/L），低密度脂蛋白-胆固醇（LDL-C）4.19 mmol/L（0.1 ～ 3.35 mmol/L），极低密度脂蛋白（VLDL）0.86 mmol/L（0.11 ～ 0.34 mmol/L），空腹葡萄

糖（FPG）5.4 mmol/L（3.9 ～ 6.1 mmol/L），予"心舒宝片"口服，未见疗效，仍持续出现新结节。既往高血压病史近10年，间断口服吲达帕胺片（2.5 mg，qd），血压控制可。平素喜食高脂饮食，无烟酒嗜好，家族中无类似患者。

体格检查：一般状况良好，身高155 cm，体重56 kg，体重指数（BMI）23.3 kg/m²。面部、颈部、躯干及四肢广泛分布橘黄色结节，米粒至黄豆大小，质韧，部分基周红晕，无瘙痒，无压痛，以躯干部为著（图10-1 ～ 4），余未见异常。

实验室检查：患者入院后查三大常规、肝肾功能均在正常范围。TC 5.6 mmol/L，TG 2.22 mmol/L，HDL-C 1.32 mmol/L，LDL-

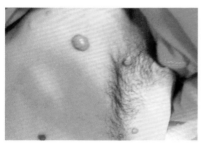 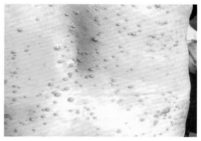

图10-1 患者左侧腋窝处散在橘黄 图10-2 患者后背广泛分布橘黄色
色结节 小丘疹和结节

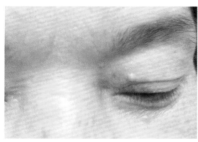 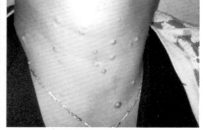

图10-3 患者左侧眼部散在橘黄色 图10-4 患者颈部广泛分布橘黄色
结节 小丘疹和结节

C 3.84 mmol/L，VLDL 1.01 mmol/L，糖化血红蛋白（HbA1c）6.5%，
FPG 4.55 mmol/L，OGTT 2 小时血糖 9.2 mmol/L。

腹部超声：脂肪肝。

皮损活检：镜检示真皮上部见多数增生的组织样细胞，部分胞浆成空泡样改变，其间散在淋巴样细胞（图10-5、图10-6），免疫组化染色示 CD1a、S-100 均阴性、CD34 血管内皮阳性、CD68、Vimentin 阳性、ki-67 10% ～ 20% 阳性，病理诊断示发疹性黄瘤。

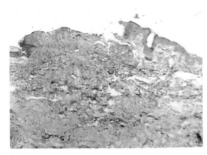 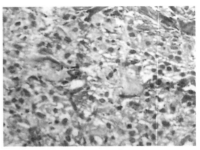

图10-5　患者皮损病理镜检（HE染色；100×）　　图10-6　患者皮损病理镜检：真皮上部见多数增生的组织样细胞，部分胞浆成空泡样改变，其间散在淋巴样细胞（HE染色；400×）

诊断：本例患者所表现的皮疹较为典型，经活检后病理诊断为黄瘤。患者最终诊断：① 发疹性黄瘤；② 高血压病。

病 情 分 析

患者黄瘤发生于其胰腺炎后，推测胰腺炎为重要诱因或病因。本例患者黄瘤面积广泛，分布全身，考虑为脂代谢异常所致，难以用电凝术、冷冻和激光等方法治疗。因此，尝试采用针对病因、具有一定调理代谢（血糖、血脂等）作用的药物进行治疗。

治 疗 过 程

嘱患者低脂饮食,予黄连素0.4 g, tid;二甲双胍0.5 g, tid;吡格列酮30 mg, qd。

患者治疗2个月后,未见新发黄瘤,部分黄瘤逐渐缩小、干瘪(图10-7、图10-8),复查血脂:TC 5.86 mmol/L, TG 2.65 mmol/L, HDL-C 1.44 mmol/L, LDL-C 3.89 mmol/L, VLDL 0.53 mmol/L。

规律服药2年后,黄瘤明显缩小,部分黄瘤消退(图10-9),患者遂自行停药。停药后3个月,黄瘤数量有所增多,原有黄瘤渐成饱满趋势(图10-10),复查血脂:TC 8.88 mmol/L, TG 5.67 mmol/L, HDL-C 1.25 mmol/L, LDL-C 4.4 mmol/L, VLDL 1.13 mmol/L,遂恢复服药。

治疗3年后,黄瘤明显缩小,干瘪,部分消退,留红色斑点(图10-11、图10-12),查血示:TC 4.58 mmol/L, TG 2.24 mmol/L, LDL 2.3 mmol/L, VLDL 0.45 mmol/L, FPG 5.28 mmol/L, HbA1c 4.9%。

随 　 访

患者随访3年中,血糖血脂控制理想,黄瘤总体呈缩小、干瘪

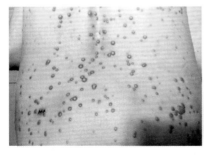

图10-7　患者后背(治疗2个月后):
　　　　部分黄瘤缩小、干瘪

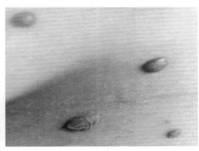

图10-8　患者前胸(治疗2个月后):
　　　　部分黄瘤干瘪

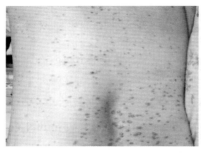 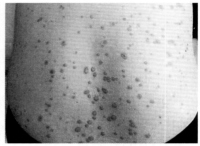

图 10-9　患者后背（治疗 2 年后）：黄　图 10-10　患者后背（停药后）：原有
　　　瘤明显缩小，部分黄瘤消退　　　　　　 黄瘤部分逐渐饱满

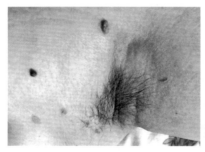 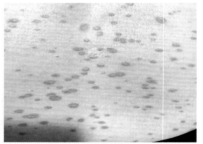

图 10-11　患者左侧腋窝处（治疗 3　图 10-12　患者后背（治疗 3 年后）：
　　　年后）：黄瘤缩小、干瘪　　　　　　 黄瘤消退，留红色斑点

趋势。期间曾有数月停药，黄瘤即出现复发表现，嘱规律服药，继续随访中。

经验与体会

1. 发疹性黄瘤病的病因

发疹性黄瘤病因不清，可能与脂代谢紊乱有关。Tomoko Inoue-Nishimoto 曾报道 1 例 41 岁男子急性胰腺炎后出现发疹性黄瘤和 V 型高脂蛋白血症。Mariem Bounouar 报道 1 例 34 岁女性，有胰腺炎病史，后出现发疹性黄瘤，血 TG 20.18 g/L。但本例患者仅

存在轻度血糖、血脂紊乱，也非肥胖，患发疹性黄瘤是否与重症胰腺炎存在关联，还需进一步研究。

2. 黄瘤病的概况及诊断

黄瘤病为含脂质的组织细胞和巨噬细胞局限于真皮或肌腱等处形成黄色、橘黄色或棕红色的斑疹或结节的疾病，常伴全身性脂质代谢紊乱和其他系统的异常。根据皮损形态、大小和好发部位，可分为结节性黄瘤病、腱黄瘤、发疹性黄瘤、扁平黄瘤和睑黄瘤5种类型。

发疹性黄瘤好发于高乳糜微粒血症患者，也可继发于糖尿病、甲状腺功能减退、肾病综合征、胰腺炎、痛风等疾病。临床表现为群集泛发的较黄色丘疹，皮损常见于臀部、肩部和臂部伸侧，常分批出现，可随血浆脂蛋白水平的变化而增多或减少。病理检查是确诊的重要依据，表现为真皮内聚集较多泡沫细胞。

3. 发疹性黄瘤病的治疗

发疹性黄瘤的治疗主要采用低脂饮食和他汀类药物降脂治疗，局部可选用电凝术、冷冻和激光切除，较大的结节可予以手术切除，也有血浆置换治疗的报道，但均效果有限。

4. 本例黄瘤病患者治疗的相关因素分析

本例患者发病时并非肥胖，治疗过程中体重也无明显变化，甚至还有轻度增加，故考虑黄瘤的缩小与减重无关。患者有高血压病史，随访期间患者血压控制可，故排除血压对疾病的影响。另外，有报道称发疹性黄瘤有自然消退的情况，本例患者在治疗过程中，曾有短暂停药，导致黄瘤复发，说明黄瘤的缩小并不是自行缓解，而是药物所致，并且患者在治疗过程中始终坚持低脂饮食，停药期饮食无改变，故考虑疾病复发与饮食习惯无关。

5. 黄连素联合二甲双胍和吡格列酮治疗黄瘤病的相关机制

目前以黄连素联合二甲双胍和吡格列酮的方案来治疗黄瘤

病,国内外尚无资料,本例为首次报道。相关机制可能如下。

黄连素调节代谢的作用已获公认,具有减重、增敏、调脂、改善肠道菌群等多项功能。其降脂机制不同于他汀类药物,可激活细胞外信号调节激酶(ERK)通路,增加低密度脂蛋白受体(LDLR)表达,增加肝细胞清除胆固醇的功能;也可通过减少某些脂肪细胞因子表达,增加细胞能量消耗,增强单核巨噬细胞功能,抑制促炎症因子的生成等途径减少代谢性炎症反应的发生和发展。

二甲双胍可以显著激活AMP活化蛋白激酶(AMPK)信号通路,减少肝脏糖异生,抑制肝细胞葡萄糖输出,增强胰岛素与靶器官受体结合,促进外周组织对胰岛素的敏感性;AMPK激活还可抑制丙二酰辅酶A浓度增加,降低乙酰辅酶A羧化酶的活性而诱导脂肪酸氧化,抑制脂肪生成,降低TC、LDL、TG及体重,对代谢综合征有整体调控的作用。

吡格列酮可逆转炎性细胞、肿瘤坏死因子(TNF)-α等对胰岛素的抑制作用,减少TG的分解,减少游离脂肪释放入血;也可降低肝脏新生脂肪形成,调节前脂肪细胞的分化,降低血TG、LDL-C水平,提高HDL-C水平,使小而密的LDL-C颗粒转变为较大且疏松的颗粒而不被氧化。

三者联合用药,推测在调脂、增加胰岛素敏感性、阻止脂质异位沉积、降低代谢性炎症反应等方面可产生协同作用。

小　　结

黄瘤病是脂蛋白代谢障碍在皮肤的表现,除美观外,治疗主要为减少代谢性疾病和动脉粥样硬化性心脑血管疾病所致的风险。生活方式干预是治疗的基础,药物治疗主要是调脂治疗。

本文报道采用黄连素联合二甲双胍、吡格列酮治疗发疹性黄瘤患者并随访3年的临床结果。患者因存在血脂紊乱,故应用黄连素联合二甲双胍、吡格列酮治疗,并获得良好疗效。但本例属个例,目前尚无确凿的大样本数据支持该三联治疗适用于多数黄瘤病患者,也缺乏是否存在潜在的不良反应的依据,需要进一步研究。

专家述评

　　黄瘤病是代谢紊乱在皮肤的一种表现。形式多样,病因复杂,目前尚不清楚。从现有资料看,黄瘤病是一种与代谢异常密切相关的疾病,脂质的异位、广泛沉积是黄瘤病的主要特点。因此黄瘤病的治疗应从代谢角度出发,以调节脂质代谢,阻止脂肪异位沉积作为主线。

　　正是基于此思路,本病例选择了黄连素联合二甲双胍、吡格列酮作为治疗方案。从阻止脂肪异位沉积的机制看,推测吡格列酮起主要作用,并在二甲双胍和黄连素的协同、增效作用下获得满意效果。本例为首例选择黄连素联合二甲双胍、吡格列酮治疗黄瘤病的案例报道,效果肯定,值得后续进一步关注和积累。

(李　虹)

参考文献

［1］ 赵辨.临床皮肤病学.3版.南京:江苏科学技术出版社,2001:976–979.
［2］ MEROLA JF, MENGDEN SJ, SOLDANO A, et al. Eruptive xanthomas. Dermatol Online J, 2008, 14(5): 10.
［3］ 朱学骏,孙建方,译.皮肤病理学与临床的联系.3版.北京:北京大学医学出版社,2007: 539–550.
［4］ BOUNOUAR M, MERNISSI F. Eruptive xanthomas announcing severe acute pancreatitis. Pan Afr Med J, 2014, 17: 225.
［5］ INOUE-NISHIMOTO T, HANAFUSA T, HIROHATA A, et al. Eruptive xanthoma

with acute pancreatitis in a patient with hypertriglyceridemia and diabetes. Ann Dermatol, 2016, 28(1): 136-137.

[6] BEIGEL R, BEIGEL Y. Homozygous familial hypercholesterolemia: long term clinical course and plasma exchange therapy for two individual patients and review of the literature. J Clin Apher, 2009, 24(6): 219-224.

[7] KONG W, WEI J, ABIDI P, et al. Berberine is a novel cholesterol-lowering drug working through a unique mechanism distinct from statins. Nat Med, 2004, 10(12): 1344-1351.

[8] 周全, 黄绍鹏. 黄连素联合二甲双胍治疗肥胖2型糖尿病的临床研究. 实用糖尿病杂志, 2012, 8(4): 33-35.

[9] 焦阳, 李小英. 二甲双胍降糖作用机制研究进展. 中华糖尿病杂志, 2016, 8(11): 696-698.

[10] 田爱平, 郭赛珊. AMP激活的蛋白激酶与2型糖尿病. 国外医学(内分泌学分册), 2004, 24(5): 336-338.

[11] BEYSEN C, MURPHY EJ, NAGARAJA H, et al. A pilot study of the effects of pioglitazone and rosiglitazone on de novo lipogenesis in type 2 diabetes. J Lipid Res, 2008, 49(12): 2657-2663.

[12] FISHER M. Improving cardiovascular risk — applying evidence-based medicine to glucose-lowering therapy with thiazolidinediones in patients with type 2 diabetes. Int J Clin Pract, 2009, 63(9): 1354-1368.

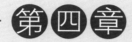

肥胖及相关疾病

11 代谢性手术治疗多囊卵巢综合征

朱翠玲　梅芳芸　王兴纯　林紫薇　卜　乐

背景资料

多囊卵巢综合征（polycystic ovary syndrome, PCOS）是由环境和遗传因素共同导致的常见内分泌代谢疾病。在育龄期妇女中患病率为5%～10%，目前对PCOS的治疗主要以药物为主。对于肥胖合并PCOS及多种代谢紊乱患者行代谢性手术，术后发现除减重及其他代谢获益外，可显著改善患者PCOS情况，且月经恢复正常先于体重下降，是针对肥胖患者值得借鉴的一种有效手段。

病例简介

患者，女性，28岁，因"体重进行性增加5年，月经稀发2年"，于2017年5月23日入院。

患者5年前怀孕时出现体重进行性增加，怀孕前体重50 kg，后患者平均每月增加5 kg，至生产时体重95 kg，自诉平时较少食用荤菜及蛋类，食用后会出现呕吐情况，平均每顿饭100 g米饭，菜基本以蔬菜为主，平素活动量较少；患者产后3个月出现第1次月经来潮，后逐渐出现月经稀发，周期为2～4个月，行经天数3～7天，经量多少不等，于2015年就诊妇产科，查妇科超声（2015年10月26日）示双卵巢多囊改变。诊断为PCOS，予二甲双胍、达英35治疗，应用雌、孕激素期间有月经来潮，停药期间无自发月经来潮，

105

B超示多囊卵巢未见明显好转,体重无明显下降。2017年4月再次就诊,查睾酮↑1.79 nmol/L;现患者为求进一步诊治,拟"多囊卵巢综合征"收住入院。病程中,患者无头晕、头痛,无畏寒、乏力、记忆力减退,无四肢变细,无特殊药物使用史。

发病以来,患者一般情况可,胃纳可,有睡眠打鼾,二便正常,近期体重无明显变化。

否认高血压、糖尿病等慢性病史,既往有"桥本甲状腺炎、亚临床甲状腺功能减退"病史3年,平素"优甲乐"治疗,促甲状腺激素(TSH)控制在2～3 mIU/L,否认其他外伤手术史。无饮酒嗜好,既往有吸烟史7年余,每日5～6支,已戒烟2年。

否认三代以内直系亲属肥胖、PCOS及糖尿病病史,奶奶、伯父、姑姑、父亲均患有高血压病史,均为中老年发病,余家族史未见明显异常。

体格检查:体温36.6℃,心率80次/分,呼吸20次/分,血压108/67 mmHg;后颈部皮肤黑色素沉着,角化过度,呈天鹅绒样凸起,腹壁可见白纹,未见紫纹。身高160 cm,体重91.1 kg,体重指数(BMI)35.6 kg/m²。颈围38 cm,腰围115 cm,臀围118 cm,腰臀比0.97,体脂39.4%,内脏脂肪17。

表11-1　患者实验室检查结果

项　　　目	结　果	参考值范围
肝肾功能		
谷丙转氨酶(U/L)	55.7	9～50
其他	未见异常	
糖代谢		
口服葡萄糖耐量试验(OGTT)(糖水)(mmol/L)	5.0-8.1-6.5-6.4-4.5	3.9～6.1(空腹); < 7.8(餐后0.5 h); < 11.1(餐后1 h); < 7.8(餐后2 h);餐后3 h恢复空腹水平

（续表）

项　目	结　果	参考值范围
胰岛素释放试验（mU/L）	27.5-144.9-128.3-104.5-31.8	2.6～24.9（空腹）
C肽兴奋试验（ng/ml）	10.28-11.78-11.16-6.04-5.2	1.1～4.4（空腹）
HbA1c（%）	5.2	< 6.1%
脂代谢		
总胆固醇（mmol/L）	4.16	< 5.2
甘油三酯（mmol/L）	1.36	< 1.7
低密度脂蛋白（mmol/L）	2.85	0～3.34
高密度脂蛋白（mmol/L）	0.97	0.9～1.68
性激素		
雌二醇（pmol/L）	372.7	28～156
睾酮（nmol/L）	1.77	9.9～27.8
孕酮（nmol/L）	14.06	0.7～4.3
卵泡刺激素（IU/L）	3.88	1.5～12.4
黄体生成素（IU/L）	2.95	1.7～8.6
垂体泌乳素（mIU/L）	371.1	86～324
促肾上腺皮质激素（ACTH）-皮质醇	节律未见明显异常，小剂量地塞米松可抑制	
甲状腺功能		

（续表）

项 目	结 果	参考值范围
T_3、T_4	未见明显异常	总T_3: 1.0 ～ 3.0 nmol/L，总T_4: 55.5 ～ 161.3 nmol/L
促甲状腺激素（mIU/L）	2.276	0.35 ～ 5.5
甲状腺过氧化物酶抗体（TPO-Ab）	（+）	< 40

心电图、胸片、腹部超声：脂肪肝、余未见明显异常。

肺功能：肺弥散功能轻度减退。

胃镜：慢性浅表性胃炎。

呼气试验：阴性。

诊断：① 肥胖症；② 多囊卵巢综合征（PCOS）；③ 黑棘皮病；④ 非酒精性脂肪性肝炎；⑤ 亚临床甲减（桥本氏甲状腺炎）。

病 情 分 析

PCOS传统治疗大多以药物为主，本例患者为青年女性，身高160 cm，体重91.1 kg，腰围115 cm，BMI 35.6 kg/m²，目前患者BMI ≥ 32.5 kg/m² 腹型肥胖，伴发多种合并症（非酒精性脂肪性肝炎、PCOS等），故符合代谢性手术指征。且在《多囊卵巢综合征诊治内分泌专家共识》中指出，对于以代谢异常表型为主的PCOS患者，BMI > 35 kg/m² 且生活方式及药物均不能有效控制体重及肥胖相关性代谢紊乱时，可考虑代谢性手术。故在排除继发性肥胖、评估手术风险及获益后，择期拟行胃袖状切除术。

治 疗 过 程

患者于2017年5月31日全麻下行腹腔镜下胃袖状切除术，手

表11-2　术后随访情况

	术前	术后1个月	术后3个月	术后6个月	术后12个月
日期	(2017.5.23)	(2017.6.27)	(2017.9.5)	(2017.12.9)	(2018.6.3)
身高(cm)	160	160	160	160	160
体重(kg)	91.1	80.7(-10.4)	64.8(-26.3)	59.4(-31.7)	52(-39.1)
体重指数(BMI)(kg/m^2)	35.6	31.5	25.3	23.2	20.3
月经	月经稀发,周期2~4个月,行经天数3~7天		月经周期28~40天	月经周期28~40天	周期28~35天,行经天数约5天
妇科B超	2015.10.26妇科超声示双卵巢多囊样改变	(2017.6.5)妇科超声未见多囊卵巢样改变	(2017.9.6)妇科超声未见多囊卵巢改变	(2017.12.5)妇科超声示未见多囊卵巢改变	
雌二醇(pmol/L)	372.7	687.8	265	188	488.2
睾酮(nmol/L)	1.77	1.4	1.93	1.41	1.29
孕酮(nmol/L)	14.06	30.73	1.57	1.9	25.00
卵泡刺激素(IU/L)	3.88	3.09	5.12	8.32	6.91
黄体生成素(IU/L)	2.95	4.06	11.53	10.46	14.88
垂体泌乳素(mIU/L)	371.1	399.1	254.7	341.9	948.1

术顺利,术后予以抗炎、补液等对症支持治疗,3天后消化道钡餐造影提示上消化道通畅,予以拔出引流管后出院。

经验与体会

1. PCOS概况

PCOS是由遗传和环境因素共同导致的常见内分泌代谢疾病。在育龄期妇女中,其患病率为5%～10%。我国育龄期妇女的患病率为5.6%。常见的临床表现为月经异常、不孕、高雄激素血症、卵巢多囊样表现等,可伴有肥胖、胰岛素抵抗、血脂紊乱等代谢异常,是2型糖尿病、心脑血管疾病和子宫内膜癌发病的高危因素。

2. PCOS的表现

(1)月经异常及排卵异常:月经周期不规律、月经稀发、量少或闭经,不规则子宫出血、稀发排卵或无排卵。

(2)高雄激素的临床表现:多毛、痤疮、脱发、男性化体征。

(3)胰岛素抵抗相关的代谢异常:肥胖、黑棘皮病、糖调节受损/2型糖尿病、脂代谢异常、非酒精性脂肪肝、高血压、心血管疾病风险。

(4)代谢紊乱对女性生殖功能及围生期的影响:不孕、药物诱导排卵反应差、胚胎质量差、体外受精存活率低、流产率高、妊娠并发症多等。

3. PCOS的治疗

(1)生活方式干预:饮食干预,运动干预及行为干预。

(2)代谢异常的干预。

青春期:合并糖耐量异常或糖尿病的非肥胖或肥胖PCOS患者,如果单纯生活方式干预效果欠佳,推荐加用二甲双胍,最大剂量推荐1 500 mg/d,疗程至少3个月。对于合并超重或肥胖的

PCOS患者，经过生活方式干预治疗，体重下降幅度小于基础体重的5%，建议在二甲双胍基础上联用或改用脂肪酶抑制剂（奥利司他）。

育龄期：针对糖耐量异常、肥胖和脂肪肝、脂质代谢异常、心血管疾病风险等作干预。

1）合并糖耐量异常。非孕期：不论肥胖或非肥胖的PCOS患者推荐诊断成立后即可开始二甲双胍治疗；若治疗3～6个月没有效果，建议调整治疗方案，可考虑在二甲双胍基础上联用或改用噻唑烷二酮类药物（吡格列酮），联合二甲双胍具有协同治疗效果，用药期间需避孕；或葡萄糖苷酶抑制剂，用药期间需避孕。孕期：对于已经怀孕的患者，首选生活方式干预，若血糖无法达到孕期血糖控制标准，及时使用胰岛素；无二甲双胍禁忌的情况下，取得患者知情同意后亦可慎重使用二甲双胍。

2）肥胖和脂肪肝。在生活方式干预不能有效地控制体重和改善脂肪肝时，应尽早辅助药物治疗。非孕期：推荐二甲双胍治疗，疗程至少3～6个月，体重下降幅度至少达到原体重的5%，备孕患者建议使用至确诊妊娠。若体重下降幅度小于原体重的5%，建议联用或改用奥利司他，若生活方式干预和药物均不能有效地控制体重和改善脂肪肝可考虑代谢手术。孕期：若怀孕时体重仍超过标准范围，不建议在孕期中继续减重，但应该控制体重的增加速度。

3）脂质代谢异常。合并血脂异常的患者，如果生活方式干预无效，可首选他汀类药物。

4）心血管疾病风险。降低PCOS患者心血管疾病风险是PCOS治疗的远期目标。应当综合管理减少心血管疾病危险因素。

（3）生殖异常的干预。

1）抗高雄激素血症治疗：适用人群以高雄激素血症表型为

主的PCOS患者。可选用短效口服避孕药或螺内酯。

2）调整月经周期：适用于青春期、育龄期无生育要求、因排卵障碍引起月经紊乱的PCOS患者。可周期性使用孕激素或短效口服避孕药及雌孕激素序贯疗法。

3）促排卵：合并代谢异常的PCOS患者建议促排卵前首先纠正代谢异常。

4. 本例患者通过代谢性手术治疗PCOS的启发

本患者因肥胖、非酒精性脂肪性肝炎及PCOS就诊，既往代谢性手术对PCOS治疗作用的相关文献报道较少，其获益还未可知，2015年曾报道1例随访了3年的代谢性手术女性患者中，在除外其他代谢性获益以外，PCOS得到显著改善。2019年1月，又有研究报道了合并PCOS患者在代谢性手术后的改善情况，在对200余例接受代谢性手术患者的汇总分析后，大多数在术前不孕的PCOS患者在接受胃袖状切除术后成功自然怀孕，发现胃袖状切除术可显著提高肥胖合并PCOS患者的生育能力，更进一步强调了胃减容术对PCOS的治疗作用。

然而在本例患者及其他临床病例观察中，患者月经恢复正常通常先于体重下降及其他代谢改善，其中机制还未明确，有待进一步研究。但代谢性手术对PCOS的治疗作用值得引起高度重视。

小　结

对于肥胖合并PCOS患者，在评估患者整体获益和风险后可采用代谢性手术治疗，可对患者的代谢紊乱以及PCOS的治疗带来巨大获益。也提示了对PCOS患者的治疗，需要在不仅局限于月经及生殖需求以外，更多关注患者的整体代谢情况，进行综合管理、个体化治疗。

专家述评

　　本例患者术后PCOS改善显著，对于代谢性手术带来的获益值得更多的思考。对于肥胖合并PCOS患者的治疗，不能仅局限于解决当前的月经及生育问题，还需要重视远期并发症的预防。高胰岛素血症、胰岛素抵抗在肥胖合并PCOS的发病机制中起到非常重要的作用，但在临床工作中，对于中重度肥胖人群，生活方式干预、药物治疗对体重的干预有限，不能完全解决患者肥胖相关性代谢紊乱，而肥胖代谢手术却能在较短时间内改善代谢紊乱、提高生育率并进一步预防远期并发症的发生、发展。因此，在评估患者手术风险及获益时，对生活方式及药物干预效果不佳的PCOS患者，应适当提高代谢性手术优先等级及适当放宽手术指征，提高患者的生活质量。

（程晓芸）

参考文献

［1］ AMSTERDAM EA-SRPCWG. Consensus on women's health aspects of polycystic ovary syndrome (PCOS). Hum Reprod, 2012, 27: 14–24.

［2］ LI R, ZHANG Q, YANG D, et al. Prevalence of polycystic ovary syndrome in women in China: a large community-based study. Hum Reprod, 2013, 28: 2562–2569.

［3］ CIBULA D, CIFKOVA R, FANTA M, et al. Increased risk of non-insulin dependent diabetes mellitus, arterial hypertension and coronary artery disease in perimenopausal women with a history of the polycystic ovary syndrome. Hum Reprod, 2000, 15: 785–789.

［4］ WILD RA, CARMINA E, DIAMANTI-KANDARAKIS E, et al. Assessment of cardiovascular risk and prevention of cardiovascular disease in women with the polycystic ovary syndrome: a consensus statement by the Androgen Excess and Polycystic Ovary Syndrome (AE-PCOS) Society. J Clin Endocrinol Metab, 2010, 95:

2038-2049.

［5］ HIRSCHBERG AL. Polycystic ovary syndrome, obesity and reproductive implications. Womens Health (Lond), 2009, sep; 5(5): 529-540.

［6］ 宁光, 刘伟, 王卫庆, 等. 多囊卵巢综合征诊治内分泌专家共识. 中华内分泌代谢杂志, 2018, 34 (1): 1-7.

［7］ SCHIAVO L, SCALERA G AND BARBARISI A. Sleeve gastrectomy to treat concomitant polycystic ovary syndrome, insulin and leptin resistance in a 27-years morbidly obese woman unresponsive to insulin-sensitizing drugs: A 3-year follow-up. Int J Surg Case Rep, 2015, 17: 36-38.

［8］ DILDAY J, DERICKSON M, KUCKELMAN J, et al. Sleeve Gastrectomy for Obesity in Polycystic Ovarian Syndrome: a Pilot Study Evaluating Weight Loss and Fertility Outcomes. Obes Surg, 2019, 29: 93-98.

12 良性对称性脂肪增生症

杨　柳　林紫薇　盛春君　盛　辉　钱春花　黄国平

李秀丽　蔡海东　徐辉雄　殷志强

背景资料

良性对称性脂肪增生症（benign symmetric lipo-matosis, BSL），又称马德龙病（Madelung disease），是一种罕见的脂肪代谢障碍引起的脂肪组织弥漫性、对称性堆积的疾病，其病因尚不清楚，但与酒精滥用密切相关。该病发病率约为 1/25 000，多见于中年男性（男：女 =15～30:1），国内报道很少。掌握该病的发病特点，临床表现，准确的做出临床诊断至关重要。

病例简介

患者 1：男性，53 岁，因"发现颈部肿物进行性增大 8 年余"于 2017 年 8 月入院。

患者 8 年余前无明显诱因出现颈部增粗，可触及大小不一团块状肿物，直径约 2 cm，质软，无压痛，活动度可，后逐渐变大，曾至当地医院检查考虑为脂肪组织（未见报告），未予以特殊处理。后颈部肿物逐渐增大，头部仰俯转动略受限，未诉呼吸及吞咽困难，未重视。3 年前耳后出现双球状隆起，性质同颈部，近期患者自觉饮酒后耳后肿物增大明显，无发热，无盗汗，无恶心呕吐，无多饮多尿，无头晕头痛，无胸闷气喘，无呼吸困难等症状，有睡眠打鼾，近期体重无明显改变。患者既往有酗酒史 30 余年，以白酒为主，约

750 g/d（含乙醇量375 g）。否认家族性遗传性疾病史及类似病史。

体格检查：身高167 cm，体重74 kg，体重指数（BMI）26.53 kg/m^2，血压：120/64 mmHg。头颅无畸形，甲状腺未触及，双侧耳后、颈侧及颈前部对称性可触及大小不等团块样肿物，直径6～10 cm，质软，无压痛，活动度可（图12-1）。颈静脉无怒张，颈动脉搏动正常。

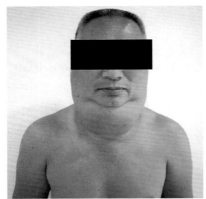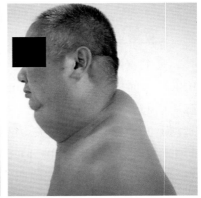

图12-1　患者1照片

　　患者影像学及病理资料提示增生组织为脂肪组织。增生组织无明显边界，无包膜，无压痛，故排除颈部多发性脂肪瘤、脂肪垫。自身免疫指标均为阴性，肿瘤标志物及PET-CT均未提示肿瘤，故排除自身免疫性疾病和恶性肿瘤疾病所致脂肪异常增生。结合患者有长期大量饮酒史，且在饮酒后自觉肿物增大，符合BSL（马德龙病）诊断。患者肌电图显示多发性周围神经损害，轴索性及脱髓鞘性损害，感觉纤维受累为主，生化检查提示肝酶升高，高胆红素血症，考虑与酒精所致慢性毒性有关（长期大量酗酒常导致酒精性肝病、酒精性心肌病、酒精相关精神障碍、酒精所致周围神经病变等，该患者出现肝酶升高、肝功能异常、肌电图显示周围神经

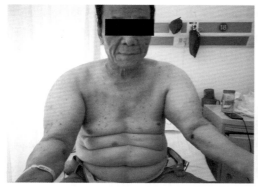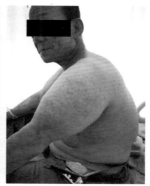

图12-2 患者2照片

病变,提示患者已出现酒精性肝病和酒精所致周围神经病变)。

诊断:① 多发性对称性脂肪增生;② 肝纤维化;③ 酒精性神经系统变性;④ 高脂血症;⑤ 高尿酸血症;⑥ 高胆红素血症;⑦ 葡萄糖耐量试验异常。

患者2:男性,63岁,因"发现双上臂进行性增粗2月余"于2018年5月入院。

患者2个月前无明显诱因下出现双上臂增粗明显,呈对称性弥漫性膨隆肿块,伴有皮肤斑丘疹,双侧膝关节疼痛,无发热、盗汗,无恶心、呕吐,无多饮、多尿,无头晕、头痛,无胸闷、气喘等症状。既往有大量酗酒史40余年,红酒、黄酒为主,2 500 ～ 3 000 ml/d(乙醇300 ～ 360 g/d)。2年前发现血小板减少,未予以随访,近期有少许皮下出血。2个月多前剧烈呕吐后出现大量吐血,鲜红色为主,约1 000 ml,量多,伴头晕乏力,遂至外院就诊,行胃镜检查后考虑贲门撕裂,无胃底静脉曲张,予以止血、补液等对症处理后好转出院。院外饮食控制,体重下降约6 kg。否认重大外伤、手术史。否认输血史。青霉素阳性,否认其余药物食物过敏史。否认家族遗传病史及类似疾病史。否认健身。

体格检查:身高164 cm,体重84 kg,BMI 31.1 kg/m²,血压153/81 mmHg。发育正常,体型肥胖。双上臂增粗明显,呈对称性弥漫性膨隆肿块。全身皮肤有散在瘀点瘀斑,双上臂及颈背部散在分布斑丘疹,下肢有散在皮下出血,有肝掌蜘蛛痣(图12-6)。甲状腺不大,颈静脉无怒张,颈动脉搏动正常。

患者酗酒40余年,2个月出现双上臂进行性增粗,呈对称性弥漫性膨隆肿块,伴有斑丘疹,双侧膝关节疼痛。增生组织无明显边界,无包膜,无压痛,故排除颈部多发性脂肪瘤、脂肪垫、痛性肥胖。B超示:双侧肋弓处及上臂皮下脂肪组织增厚。结合患者有长期大量饮酒史,中老年隐匿起病,符合良性对称性脂肪增生症Ⅱ型(Launois-Bensaude综合征)诊断。患者查体有多发皮下出血点、脾脏肋下未及;出现了三系降低(白细胞2.44×10⁹/L,红细胞2.27×10¹²/L,血小板73×10⁹/L);低蛋白血症(白蛋白30.2 g/L)。上腹部CT提示肝硬化、胆囊结石。考虑酒精性肝硬化且进入失代偿期,脾功能亢进。

诊断:① 多发性对称性脂肪增生(Ⅱ型);② 酒精性肝硬化(失代偿 脾亢);③ 甲状腺结节。

两例患者入院后完善相关检查见表12-1,及图12-3~图12-7。

表12-1　患者主要实验室检查

指　　标	患者1	患者2	参考值范围
血常规			
白细胞(/L)	6.04×10^9	2.44×10^9	$3.5 \sim 9.5$
中性粒细胞%	2.27	35.7	$40 \sim 75$
红细胞(/L)	4.66×10^{12}	2.27×10^{12}	$4.3 \sim 5.8$
血红蛋白(g/L)	162	76	$130 \sim 175$

（续表）

指　标	患者1	患者2	参考值范围
血小板（/L）	189×10^9	73×10^9	$125 \sim 350$
甲状腺功能			
游离 T_3（FT_3）（pmol/L）	5.09	4.62	$2.8 \sim 6.3$
游离 T_4（FT_4）（pmol/L）	18.33	15.8	$10.5 \sim 24.4$
总 T_3（TT_3）（pmol/L）	1.52	1.59	$1.0 \sim 3.0$
总 T_4（TT_4）（pmol/L）	87	86.9	$55.5 \sim 161.3$
卵泡刺激素（FSH）（mIU/L）	2.348	1.597	$0.38 \sim 4.34$
甲状腺球蛋白抗体（IU/ml）	< 10	< 10	< 110
甲状腺过氧化物酶抗体（IU/ml）	< 2	< 2	< 40
促甲状腺激素受体抗体（IU/L）	< 0.3		$0 \sim 1.75$
性激素			
FSH（IU/L）	7.9	3.76	$1.5 \sim 12.4$
黄体生成素（IU/L）	6.3	4.79	$1.7 \sim 8.6$
泌乳素（mIU/L）	726.7	321.1	$80 \sim 429$
雌二醇（pmol/L）	142.9	175.9	$94.8 \sim 223$
孕酮（nmol/L）	1.06	0.93	$0.159 \sim 0.474$
睾酮（nmol/L）	19.42	33.75	$14 \sim 25.4$
雄烯二酮（nmol/L）		3.9	$0.3 \sim 3.6$
血清脱氢表雄酮（μg/dl）		34	$80 \sim 560$
性激素结合蛋白（nmol/L）		86	$13 \sim 71$

（续表）

指　　标	患者 1	患者 2	参考值范围
（ACTH）、皮质醇节律			
ACTH（8：00）(pg/L)	54.17	29.82	7 ～ 64
ACTH（16：00）(pg/L)	101.2	22.17	
ACTH（24：00）(pg/L)	11.92	27.22	
皮质醇（8：00）(μg/L)	14.2	10.2	5 ～ 25
皮质醇（16：00）(μg/L)	13	7.5	
皮质醇（24：00）(μg/L)	4.3	1.2	
糖代谢			
葡萄糖（mmol/L）	5.2	4.8–10.1–10.1–4.9–4.0	3.9 ～ 6.1
糖化血红蛋白（%）	5.1	5.5	4.5 ～ 6.3
馒头餐试验：血糖(mmol/L)	5.2–7.14–8.9–8.16–5.36	4.8–10.1–10.1–4.9–4.0	
胰岛素释放实验：胰岛素 μU/ml	7.57–26.92–43.6–42.58–14.12	13.22–177–145.6–46.88–12.93	
C 肽释放试验（ng/ml）		2.88–11.09–12.62–8.05–4.2	
脂代谢			
总胆固醇（mmol/L）	5.62	3.64	< 5.2
甘油三酯（mmol/L）	1.36	0.74	< 1.7
高密度脂蛋白胆固醇（mmol/L）	1.65	1.59	0.9 ～ 1.68

（续表）

指　　标	患者1	患者2	参考值范围
低密度脂蛋白胆固醇（mmol/L）	3.55	1.79	0～3.34
A1/B		2.29	1～2
载脂蛋白E（mg/L）		24	30～60
肝功能			
谷丙转氨酶（U/L）	35		9～50
谷草转氨酶（U/L）	33		15～40
总胆红素（μmol/L）	27.4		3.4～17.1
直接胆红素（μmol/L）	7.5		0～5.0
γ-谷氨酰转肽酶（U/L）	454.4		19～60
尿酸（μmol/L）	535.8		208～428

表12-2　患者其他检查结果

指　　标	患者1	患者2	提示
脂肪含量测定	全身肌肉脂肪含量正常	全身肌肉脂肪含量测定为肥胖	
骨密度	T值: L1-L4: -0.4; 右髋: -0.1; 股骨颈: -0.4。骨密度测定: 正常	T值: L1-L4: -0.4; 右髋: -1.0, 股骨颈: -1.2	骨质疏松
体表彩超	颈部皮下脂肪层增厚, 较厚处约46 mm	双侧肋弓处皮下脂肪组织增厚, 右侧厚约38 mm, 左侧厚约24 mm, 双侧上臂皮下脂肪组织增厚, 右侧厚约34 mm, 左侧厚约37 mm, 考虑良性对称性脂肪增多症	

（续表）

指　标	患者 1	患者 2	提示
肌电图	多发性周围神经损害, 轴索性及脱髓鞘性损害, 感觉纤维受累为主。测定为正常	未测	
肝脏 Fibroscan	CAP Median: 305 IQR: 41 E　Median: 8.9 IQR: 1.6	未测	患者1肝脏脂肪变 ≥ 67%; 显著肝纤维化
内脏脂肪面积	内脏脂肪面积: 101 cm^2 腹部皮下脂肪: 141 cm^2	未测	
ABI	右: 0.94; 左: 1.01	未测	
PET-CT	颈部皮下脂肪组织对称性弥漫性增厚; 颈部皮下脂肪内见多发结节样影, 未见显像剂浓聚	未测	
活检病理	(颈部)(腹部)两处皮损可符合良性对称性脂肪过多症	未测	
甲状腺 B超		甲状腺右侧叶中部结界, TI-RADS: 4a; 余甲状腺双侧叶结节, TI-RADS: 3类	
腹部B超		脂肪肝, 胆囊结石	
上腹部CT	未测	肝左叶外段小片低密度影, 肝硬化(以肝左叶为著), 脾脏肿大, 门静脉增宽(门静脉高压可能); 胆囊多发结石, 慢性胆囊炎	

（续表）

指　标	患者 1	患者 2	提示
颈椎MR	颈 3-6 椎间盘轻度突出，颈 5-6 水平明显；颈椎退行性改变	C3/4 椎间盘突出（右侧后型），C4/5、C5/6、C6/7 椎间盘突出（中央型）。C3/4 椎体终板炎。C3 椎体不稳。颈椎退行性变；L2/3、L3/4、L4/5 及 L5/S1 椎间盘膨出，并 L4/5 椎间盘向后突出。腰椎退行性变。腰骶部皮下筋膜炎	
上腹部 MRI+ MRCP	未测	肝硬化，脾脏增大，胆囊多发结石伴胆囊炎	

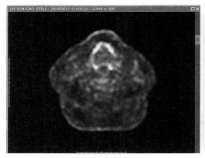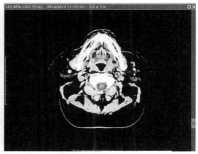

图 12-3　患者 1 PET-CT 颈部图像

病 情 分 析

患者 1：由于长期大量饮酒导致酒精性肝功能异常，予以严格控制饮食，戒酒，健康教育控制体重，药物治疗方案如下。

（1）降脂治疗：瑞舒伐他汀钙片 10 mg，每晚 1 次；

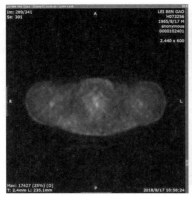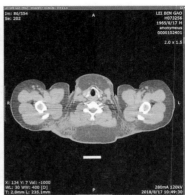

图12-4　患者1 PET-CT胸背部图像

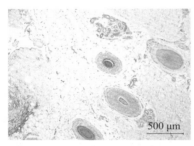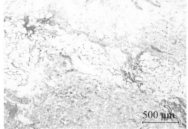

图12-5　患者1颈部脂肪组织病理图像　图12-6　患者1腹部脂肪组织病理图像

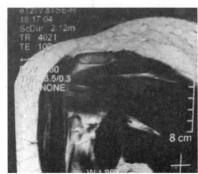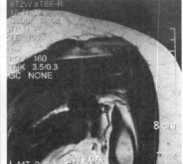

图12-7　患者2肩部MRI图像

（2）保肝降胆红素：熊去氧胆酸0.25 g, tid；多烯磷脂酰胆碱456 mg, tid；维生素 E 0.2 g, tid。

患者出院后随访4个月，颈部增生脂肪组织无进一步增大（图12-9），肝酶、胆红素、血脂逐渐下降至正常（表12-3），予以停用熊去氧胆酸、多烯磷脂酰胆碱。患者因颈部脂肪堆积引起局部活动受限，建议外科手术切除和脂肪抽吸，患者拒行手术治疗，暂行保守观察。

患者2：目前出现了三系减少、低蛋白血症，考虑与酒精性肝硬化所致的脾功能亢进、胃底静脉曲张破裂出血有关，予以严格控制饮食，戒酒，健康教育，监测血压血糖。药物治疗方案如下。

（1）保肝、利胆：熊去氧胆酸 0.25 g, tid、多烯磷脂酰胆碱456 mg tid、阿拓莫兰0.4 g, tid；

（2）升高白细胞：利血生 20 mg, tid；

（3）改善血凝：维生素 K1 10 mg, qd。

患者出院后10个月随访，双臂及腹部脂肪组织无进一步增大。同时，拒绝行外科手术治疗。

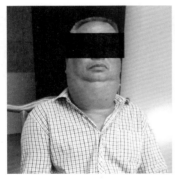
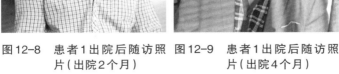

图12-8　患者1出院后随访照片（出院2个月）　　图12-9　患者1出院后随访照片（出院4个月）

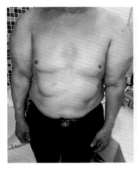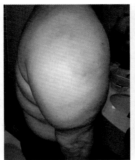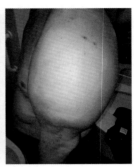

图12-10　患者2随访照片（出院10个月）

表12-3　患者1出院4个月后复查生化指标

指　　标	检测值	参考值范围
谷丙转氨酶（ALT）（U/L）	30	9～50
谷草转氨酶（AST）（U/L）	30	15～40
总胆红素（μmol/L）	35.2	3.4～17.1
直接胆红素（μmol/L）	9.4	0～5.0
γ-谷氨酰转肽酶（γ-GT）（U/L）	127	19～60
总胆固醇（mmol/L）	5.39	< 5.2
甘油三酯（mmol/L）	1.04	< 1.7
高密度脂蛋白-胆固醇（mmol/L）	1.91	0.9～1.68
低密度脂蛋白-胆固醇（mmol/L）	2.74	0～3.34

经验与体会

1. BSL的发病原因及临床诊断

BSL是一种罕见的脂肪代谢性疾病，发病率1∶25 000，多见于中年男性（男∶女=15～30∶1），地中海人种居多。其临床表现为脂肪组织以无包膜浸润性方式对称堆积于颈项部、四肢近端等皮下组织内，肿块质地软，与周围正常组织无明显边界，表面皮肤无明显改变。因局部脂肪组织堆积增厚，出现形体外观改变、肢体活动障碍等，亦可在颈部深层直接压迫喉上神经、喉返神经等重要神经，出现声音嘶哑、吞咽困难等症状，或浸润咽喉结构周围组织，引起喉管狭窄及阻塞性呼吸暂停低通气综合征。少数病例脂肪堆积于纵隔，压迫气管、主支气管、食管及上腔静脉，出现呼吸、吞咽困难、上腔静脉综合征等相应症状。也有报道称脂肪组织侵及舌体而形成巨舌症，导致舌体活动受限、发音及吞咽功能障碍。面部、前臂、小腿远端通常不受累。该疾病发展缓慢，大多数患者有长期酗酒史（60%～90%），但也有在非饮酒人群及女性中的报道，部分有家族史（常染色体显性遗传）。病理为多发性无包膜的对称性脂肪瘤，患者可能合并糖尿病、高脂血症、甲状腺功能减退症（甲减）、高尿酸血症、系统性线粒体疾病、周围神经病变、自主神经系统表现。

根据脂肪瘤组织的分布，临床类型大致分为3型：Ⅰ型也称为马德龙病（Madelung disease），脂肪组织主要堆积在颈部，患者表现为"马颈""水牛背"样外形，可继发呼吸、吞咽功能障碍等相应症状，并可出现纵隔处脂肪堆积，该类型常见于男性患者，与酗酒密切相关。Ⅱ型也称Launois-Bensaude综合征，脂肪组织主要堆积在肩部、上臂、胸前区，甚至腹部及背部，表现为"假性健美样外观"，多与酗酒无关。一般不堆积于纵隔，该类型男、女性均可发生，但女性较为多见，通常因考虑肥胖症而就诊。Ⅲ型为先天性患者，脂肪组织主要在腰臀部堆积，临床较罕见。

目前该病的发病原因尚不明确，既往的病例报道及实验研究表明BSL的病变可能来自棕色脂肪组织的异常增生与分化，棕色脂肪细胞内含有丰富的线粒体参与脂质分解与产热供能，部分病例报道中显示患者携带有线粒体基因突变（mt.8344A < G），使得脂肪酸β-氧化分解减少，线粒体呼吸功能受损，进一步引发病变组织脂质代谢紊乱导致脂肪的异常堆积；另一方面，脂肪组织的脂质分解功能受到肾上腺素能神经元调控，而酒精作为一种线粒体毒性物质能够影响β-肾上腺素能神经元受体的功能，从而增加脂质的生成。

临床上诊断该病需结合患者的主诉、病史信息、体格检查、影像学检查、实验室检查，排除可引起脂肪增生的其他疾病后可明确BSL的诊断。

2. 本案的临床决策是否得当？预后如何

BSL患者多表现为脂肪的异常堆积，其脂肪组织的分布特点异于一般的肥胖患者，主要表现为病变部位的压迫、外形不美观。手术切除仍然是Madelung病最有效的治疗方法，包括脂肪切除术和吸脂术。由于没有完整包膜且多为渗透性脂肪组织的血管和纤维成分使得外科手术更加复杂，难以完全切除肿瘤，患者需要做好高复发倾向和多次手术的准备。

本案两例患者均拒绝手术治疗，因此继续对患者进行随访观察；另一方面由于长年大量饮酒，两例患者均患有严重的酒精性肝病及其相关病症，因此对症治疗是首要措施。如后期随访见脂肪组织的进一步增大，视患者情况可行手术干预。

3. 如何预防该并发症的发生

本病的病因尚不明确，但控制饮酒可有效缓解症状，预防疾病发生。

小　　结

两例患者均以肢体/躯干进行性增粗为主诉入院，均表现为对称性，显著脂肪增生，两例患者均有长期饮酒史，并已出现酒精性肝硬化。增生组织经影像学及病理活检,均提示为脂肪增生。临床符合"良性脂肪增生"诊断。治疗方案主要是去除诱因,治疗原发病,营养神经,对症治疗。

专家述评

　　本文提供了两例典型的BSL患者的临床病例并进行了系统的分析和相关检查,提供了更多的临床证据和现代化的检测手段。既有共性又有特性。

　　共性为两例患者均为中老年男性,长期大量酗酒病史,饮酒30年以上,每日乙醇摄入量达300 g以上,其中患者2有上消化道大出血病史,两例患者均有严重的肝纤维化,表现为患者1 r-GT明显升高,Fibroscan提示肝纤维化,患者2上消化道出血,脾功能亢进。但本病以皮下脂肪增多为主的脂肪沉积却具有其特殊性,多项检查均证实其皮下脂肪含量,尤其是躯干部皮下脂肪(如肩胛下、颈后)明显沉积,值得进一步的机制探讨,可能与患者的脂肪阈(即脂肪储存能力)较高和无明显的胰岛素抵抗(以内脏脂肪沉积为主)有一定关系。而乙醇是否具有一定的促进内脏脂肪转移,加速皮下脂肪沉积或BSL患者是否具有特殊的分解乙醇的肝酶活性有待进一步探讨。虽然皮下脂肪为主且没有明显的影响糖脂代谢能力,但长期饮酒对肝脏造成的毒性作用及后续的影响有待治疗。皮下脂肪的重度沉积是因是果尚难定论。

　　临床上对这些疾病的诊疗尚未达成共识,处理比较棘手,如果单纯解决脂肪沉积问题,需要应用各种减重措施,但效果不确切,如果采用局部处理的方式,皮下脂肪切除可作为具有临床症状的治疗手段，但无法缓解器官功能，手术减重目前未见报道，但对于以皮下脂肪沉积为主的患者，不是绝对适应证，因此需要提高临床上的共识，探讨更有效的治疗方式，以提高患者生活质量为主要治疗目的。

（曲　伸）

参考文献

[1] ENZI G, BUSETTO L, SERGI G, et al. Multiple symmetric lipomatosis: a rare disease and its possible links to brown adipose tissue. Nutr Metab Cardiovasc Dis, 2015, 25: 347−353.

[2] ENZI G, ANGELINI C, NEGRIN P, et al. Sensory, motor, and autonomic neuropathy in patients with multiple symmetric lipomatosis. Medicine (Baltimore), 1985, 64: 388−393.

[3] IGLESIAS L, PÉREZ-LLANTADA E, SARO G, et al. Benign symmetrical lipomatosis(Madelung's disease). Eur J Intern Med, 2000, 11: 171−173.

[4] WAN SC; Huang MH, PERNG CK, et al. Madelung disease analysis of clinicopathological experience in Taipei Veterans General Hospital. Ann Plast Surg, 2019, 82: s66−s71.

[5] ENZI G, BUSETTO L, SERGI G, et al. Multiple symmetric lipomatosis: A rare disease and its possible links to brown adipose tissue. Nutr Metab Cardiovasc Dis, 2015, 25: 347−353.

[6] POLLOCK M, NICHOLSON GI, NUKADA H, et al. Neuropathy in multiple symmetric lipomatosis. Madelung's disease. Brain, 1988, 111: 1157−1171.

[7] SHARMA N, HUNTER-SMITH DJ, RIZZITELLI A. A surgical view on the treatment of Madelung's disease.Clin Obes, 2015, 5: 288−290.

[8] ALCALA M, CALDERON-DOMINGUEZ M, SERRA D, et al. Mechanisms of impaired brown adipose tissue recruitment in obesity. Front Physiol, 2019, 10: 94.

[9] PLUMMER C, SPRING PJ, MAROTTA R, et al. Multiple symmetrical lipomatosis — a mitochondrial disorder of brown fat. Mitochondrion, 2013, 13: 269−276.

[10] 殷茜, 严江涛, 韩夏, 等. Madelung病-1型的临床表现及诊治体会: 1例报道并文献复习. 解放军医学杂志, 2018, 43（7）: 616−620.

[11] 梁飞腾, 黄志群. Madelung综合征的临床研究现状. 右江医学, 2018, 46（3）: 367−370.

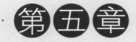

骨代谢疾病

13 阿德福韦酯致继发性范科尼综合征导致低磷性骨软化症

尹颖 林紫薇 崔冉

背景资料

阿德福韦酯是一种目前广泛应用于临床的核苷酸类似物,用于抗乙型肝炎病毒治疗,但可损伤肾小管致低磷性骨软化症,因早期症状无特异性且临床医生对此认识不足,易误诊漏诊。

病例简介

患者,男性,58岁,因"反复骨痛1年余"于2018年3月入院。患者1年余前无明显诱因下开始出现反复骨痛,刺痛,呈全身性疼痛,以双侧肩胛骨、肋骨疼痛为甚,间歇性,每次发作持续数分钟到数小时不等,无明显关节部位疼痛,无明显放射痛,休息后可缓解,活动时加剧,程度逐渐加重,不能行走,伴肌无力,于外院就诊,诊断为"骨质疏松症"。曾规律服钙片和骨化醇治疗,疼痛程度未见减轻,遂来院就诊,查骨密度示L1-L4 T值-5.6,左髋T值-5.3,股骨颈T值-4.3。现为进一步诊治,拟"骨质疏松"收治入院。患者乙肝病史20年,7年前因发现"乙肝后肝硬化"于外院行肝移植手术,后规律服用"骁悉、FK506、恩替卡韦、阿德福韦酯"抗免疫、抗病毒治疗,2014年、2015年因摔伤致右侧股骨颈和股骨干骨折,后行内固定术。有2型糖尿病病史15余年,目前皮下注射"诺和灵30R(生物合成人胰岛素注射液),早12 U,晚12 U"降糖,有双侧足趾末端麻木感。患者父母为堂兄妹，近亲结婚。父母均有糖尿病，无骨代谢类疾病家族史。

体格检查：全身骨骼触痛明显，以肋骨为甚。骨骼外观无明显畸形，轮椅推入病房，无法行走。

辅助检查：空腹血糖7.1 mmol/L，糖化血红蛋白10.7%。乙肝两对半：HBsAg（+），HbeAb（+），HBcAb（+），余阴性。血常规、风湿免疫检查正常。血尿同步电解质检查，见表13-1。计算肾磷排泄分数58%。

表13-1　血尿同步电解质

血　指　标	24 h 尿电解质（2 L）
白蛋白45 g/L	尿蛋白2.1 g/24 h ↑
血糖6 ～ 16 mmol/L ↑	尿糖73 mmol/24 h ↑
磷0.57 mmol/L ↓	尿磷24.68 mmol/24 h
钙2.23 mmol/L	尿钙7.84 mmol/24 h ↑
钾2.9 mmol/L ↓	尿钾59 mmol/24 h
尿酸95.8 μmol/L ↓	尿尿酸3.2 μmol/L
碳酸氢根离子20.4 mmol/L ↓	
pH 7.41	尿pH 7.0

骨代谢指标：碱性磷酸酶（ALP）1 001.1 U/L ↑，β胶原降解产物2.13 ng/ml ↑，骨ALP 200 U/L上。25羟维生素D 59 nmol/L，降钙素6 pg/ml，骨钙素32.66 ng/ml，甲状旁腺激素48 pg/ml，PTH相关肽4.2 pmol/L。

骨密度：L1-L4 T值-5.6，左髋T值-5.3，股骨颈T值-4.3。

全身骨显像：骨质疏松，骨高代谢状态，骨质破坏，骨折。

胸部CT:全身骨质疏松表现,肋骨、肩胛骨多处骨折表现。

CR:右侧股骨颈和股骨干内固定术后改变。

病 情 分 析

患者为中年男性,因"全身骨痛1年余"拟"骨质疏松"收入院。但在诊疗过程中发现患者疾病发生、发展与原发性骨质疏松不符:① 发病年龄在男性患者中较轻;② 以双侧肩胛骨、肋骨疼痛为甚;③ 规律服用钙片和骨化醇治疗,疼痛程度未见减轻;④ 极高骨转化:ALP 1 001.1 U/L,骨ALP 200 U/L,β胶原降解产物2.53 ng/ml;⑤ 核素骨显像:包括肋骨在内多处核素浓聚显像;⑥ 伴有严重的低磷血症(血磷0.57 mmol/L)。因此考虑患者为低磷性骨软化症。结合患者血尿同步电解质结果(肾磷排泄分数增加,尿白蛋白、尿尿酸、尿糖、尿钾排泄均增加),考虑患者诊断:范科尼(Fanconi)综合征合并低磷性骨软化症,与阿德福韦酯所致的肾小管损伤有关。

治 疗 过 程

停用阿德福韦酯,予拉米夫定0.1 g,qd,代替阿德福韦酯;联合恩替卡韦0.5 mg,qd,抗乙肝病毒治疗;骨化三醇0.25 μg,bid,治疗患者骨质疏松,随访观察患者恢复情况。

随 访

治疗1个月后,患者肾小管功能逐渐恢复。治疗6个月后,患者骨痛明显好转,可拄拐杖行走,复查电解质正常,骨代谢指标及尿白蛋白、尿糖显著降低,肾小管磷重吸收率恢复正常(图13-1),全身骨显像提示骨高代谢较前明显减轻(图13-2)。治疗有效也佐证了阿德福韦酯所致的继发性Fanconi综合征合并低磷性骨软

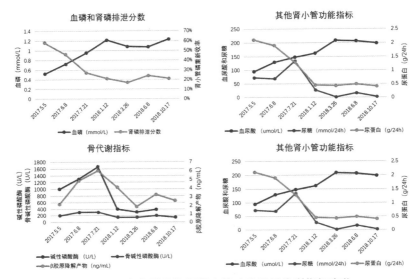

图13-1　患者随访期间肾小管功能及骨代谢指标变化

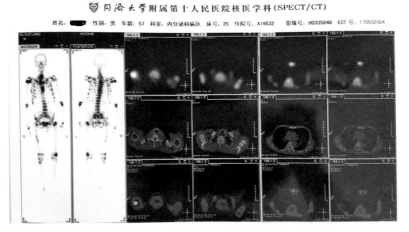

图13-2　患者随访期间全身骨显像图（初诊时）

化症的诊断。

经验与体会

阿德福韦酯是一种口服单磷酸腺苷核苷酸的无环核苷类似物，2002年9月美国食品药品管理局批准用于慢性乙型病毒性肝炎的一线治疗，2005年4月在中国上市。目前广泛应用于临床治疗乙肝。近年来随着临床病例报道和此类研究文献的增多，大家对于阿德福韦酯所致的低磷血症和继发性Fanconi综合征的认识逐渐深入，国家食品药品监督管理总局出台阿德福韦酯的

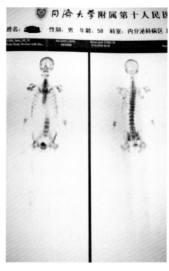

图13-3　患者随访期间全身骨显像图（治疗6个月后）

严重不良反应包括低磷血症、骨软化、肌酸磷酸激酶升高、肾功能异常和Fanconi综合征。此前大家对于阿德福韦酯的严重不良反应一直缺乏认识，易误诊漏诊。

对292例应用阿德福韦酯治疗的患者进行回顾性研究显示，随访64个月时低磷血症者占27.1%。本例患者血生化检查异常以明显的低磷血症为主。有文献报道，服用阿德福韦酯，最早出现疼痛的时间是6个月，也有患者在服用5年以后才出现，可能由于个体间差异所致。相同的是所有患者在服药过程中，疼痛症状均持续加重，重者生活不能自理，严重疼痛患者骨扫描结果示：全身骨代谢活跃灶，多发性骨折，肋骨骨折者居多。患者于服药后6年出现骨痛，且骨痛特点与检查结果均与患者情况相符。阿德福韦酯所致的低磷血症多见于亚裔人群，且更易发生于男性，考虑阿德福韦酯所致的低磷血症可能存在种族特异性。也可能

因为亚洲地区为乙肝高发地区,发生此类疾病的可能性和风险也相应增多。

该患者是一名亚裔男性,符合高发人群的特征。通过文献回顾,可了解该疾病的流行病学特点和疾病本身发生、发展的临床特点,为临床早期诊治提供依据。临床研究发现,低剂量的阿德福韦酯(10 mg/d)治疗慢性乙肝即可引起肾脏损害,其损伤机制未完全明确,主要对近端肾小管有毒性作用,可能的机制是:肾小管上皮细胞膜上的人有机阴离子转运蛋白-1(hOAT-1)可介导近端肾小管上皮细胞主动吸收阿德福韦酯,而多药耐药蛋白-2、4、5(MRP-2、4、5)参与介导近端肾小管上皮细胞将阿德福韦酯排泄至尿液。推测可能由hOAT-1的过表达和/或MRP-2、4、5的低表达导致阿德福韦酯在肾小管上皮细胞的积聚;此外MRP家族为ATP依赖的转运载体,底物众多,药物间相互竞争也可导致阿德福韦酯的排出减少,导致胞内浓度升高。高浓度阿德福韦酯会抑制胞内线粒体DNA合成和/或导致线粒体DNA损耗,严重时可致肾小管上皮细胞凋亡,使其重吸收功能下降,尿磷排泄增加,从而引发Fanconi综合征甚至低磷性骨软化症。

阿德福韦酯所致的尿磷排泄增多存在剂量依赖性、时间依赖性和可逆性。停药后肾小管功能可逐渐恢复,预后良好。因此对于服用阿德福韦酯的患者可以通过定期对血磷水平的监测,结合其他特异性的实验室检查来进行早期诊断和治疗。本例患者以多发性骨折为首发表现,于骨科就诊,当时实验室检查已有骨代谢指标升高和低尿酸的结果,可由于对疾病认识不够,当时未能早期诊断,延误了治疗时机。因此肾内科、骨科及风湿免疫科等可能的首诊科室需引起重视,加强对此种疾病的认识。治疗方案上,很多患者无须补磷,补充钙和维生素D,停用阿德福韦酯后血磷多可自行恢复。若能及早正确的诊断和治疗,预后良好。

小 结

　　患者为长期服用阿德福韦酯治疗肝炎后出现骨痛。经检测发现骨密度明显降低,骨代谢指标明显升高,并伴有低钾低磷,考虑为阿德福韦酯所致的肾小管损伤,导致Fanconi综合征合并低磷性骨软化症。给予停用阿德福韦酯,换用拉米夫定联合恩替卡韦;同时补充中性磷溶液,用依降钙素改善骨痛症状,并补充骨化三醇。患者骨痛明显缓解。全身骨显像提示骨高代谢较前明显减轻。

专家述评

　　低磷性骨软化症早期表现无特异性,为腰腿疼痛、肌无力,易发生病理性骨折。本例患者因右下肢多发性骨折于骨科首诊,因首诊科室对此类疾病认识不够,忽略了一些对疾病诊疗有意义的病史特点(服用阿德福韦酯)和实验室检查指标的异常(低磷),误诊为骨质疏松症,未能及时对症治疗。因此各个相关科室均应增强对该疾病的诊疗能力,以达到早诊断、早治疗的目的,以免延误对患者的救治,加重病情。此外,对于服用阿德福韦酯的患者,临床各个科室应该早期关注相关指标,警惕继发性的低磷性骨软化症的发生。

(盛　辉)

参考文献

[1] TANAKA M, SUZUKI F, SEKO Y, et al. Renal Dysfunction and hypophosphatemia

during long-term lamivudine plus adefovir dipivoxil therapy in patients with chronic hepatitis B.J Gastroenterol, 2013, 49(3): 470−480.

[2] 王金英, 郭道利, 李振卿, 等. 阿德福韦酯致低磷性骨软化症两例并文献分析. 药学服务与研究, 2013, 13 (2): 103−106.

[3] 何顺梅, 张尧, 吕朝阳等. 阿德福韦酯致Fanconi综合征并继发低磷性骨软化症 4 例. 复旦学报 (医学版), 2014, 41 (3): 374−379.

[4] IZZEDINE H, HULOT JS, LAUNAY-VACHER V, et al. Renal safety of adefovir Dipivoxil in patients with chronic hepatitis B: two double-blind, randomized, placebo controlled studies.Kidney Int, 2004, 66(3): 1153−1158.

[5] MILLER DS, Nucleoside phosphonate interactions with multiple organic anion transporters in renal proximal tubule.J Pharmacol Exp Ther, 2001, 299, (2): 567−574.

[6] REID G, WIELINGA P, ZELCER N, et al. Characterization of the transport of nucleoside analog drugs by the human multidrug resistance proteins MRP4 and MRP5.Mol Pharmacol, 2003, 63(5): 1094−1103.

[7] WIJNHOLDS J, MOL CA, VAN DEEMTER L, et al. Multidrug-resistance protein 5 is a multispecific organic anion transporter able to transport nucleotide analogs.Proc Natl Acad Sci U S A, 2000, 97(13): 7476−7481.

14　特纳综合征合并1型糖尿病、桥本甲减及严重骨质疏松症

钟　霓　苏俊蕾　盛春君　徐　倍　程晓芸　杨　蓬
张曼娜　李　虹　盛　辉　曲　伸

背景资料

特纳综合征（Turner Syndrome, TS），又称先天性卵巢发育不全综合征，是一种常见的女性性染色体遗传性疾病，由于X染色体数目或结构畸变所致。主要表现为身材矮小、卵巢早衰所致的原发性或继发性闭经，典型患者青春期第二性征不发育。国内大多数报道的是TS合并单器官自身免疫性疾病的患者，本例报道了一例TS合并多器官自身免疫性疾病的患者。

病　例　简　介

患者，女，46岁，因"血糖升高30余年，下肢、颜面部浮肿10天"，于2014年11月10日入院。患者系第一胎第一产，足月顺产，出生体重3 000 g，母乳喂养至1岁，自幼身高矮于同龄人。患者16岁因身材矮小、无初潮、乳房及腋毛阴毛等第二性征不发育，诊断为"先天性闭经"，给予雌、孕激素人工周期替代治疗（后间断人工周期治疗行经至42岁，停药后闭经，现已放弃人工周期治疗）；同年因口干、多饮、多尿症状入院检查血糖升高、空腹C肽0.05 ng/ml，诊断为1型糖尿病，予以胰岛素治疗（近期降糖方案为门冬胰岛素30 15 U, bid；餐后血糖波动于20～25 mmol/L，空腹血糖波动

于3.7～10 mmol/L）。20岁和44岁分别发生左手腕和左肱骨外科颈脆性骨折。本次因发现双下肢及颜面部对称性非凹陷性浮肿10天、伴颈背部疼痛就诊。病程中,患者偶有头晕,有视物模糊、手足麻木、夜尿增多、仰卧位睡眠胸闷,发生1次酮症酸中毒,无高渗性昏迷倾向。婚育史：22岁结婚,1年后离婚,未育。家族史：患者有弟弟一人,否认弟弟、父母及其他亲属中有糖尿病及类似病史。

体格检查：患者智力无异常,身高145 cm,体重48.2 kg,体重指数（BMI）29.22 kg/m^2,腰围74 cm,臀围84 cm,臂展143 cm,上部量68 cm,下部量77 cm（弟弟身高172 cm,父173 cm,母162 cm）。患者眼睑下垂,耳大位低,眉毛稀疏,眉间距增宽,颈短而宽,甲状腺Ⅰ度肿大,乳房发育Ⅲ～Ⅳ期,外生殖器发育幼稚,阴毛偏少、腋毛缺如,无肘外翻。

辅助检查：外周血72 h培养法染色体分析检查如下：按常规进行外周血细胞培养、染色体制备和G显带,计数分析100组分裂相,其中97组染色体总数为46条,其核型为46, X, i(X)(q10); 3组染色体总数为45条,其核型为45, X。本核型G显带320～400条带阶段,未见结构明显异常。其他实验室检查和辅助检查见表14-1、表14-2。

表14-1　患者实验室检查结果

项　　　目	结果	参考值范围
性激素		
雌二醇（pmol/L）	29.20	绝经期＜18.42 pmol/L
睾酮（nmol/L）	0.41	0.22～2.9 nmol/L
卵泡刺激素（IU/L）	38.83	25.8～135 IU/L

（续表）

项　　目	结果	参考值范围
黄体生成素（IU/L）	6.56	7.7 ～ 58.5 IU/L
糖代谢		
HbA1c（%）	11.7	4.5 ～ 6.3
空腹血糖（mmol/L）	9.8	3.0 ～ 6.1
0.5 hPG（mmol/L）	10.1	介于空腹和1 h间
1 hPG（mmol/L）	16.6	峰值 < 11.1
2 hPG（mmol/L）	21.1	< 7.8
3 hPG（mmol/L）	21.9	恢复空腹水平
空腹C肽（ng/ml）	0.01	1.1 ～ 4.4
0.5 hC-P（ng/ml）	0.01	介于空腹和1 h间
1 hC-P（ng/ml）	0.01	空腹值的5 ～ 10倍
2 hC-P（ng/ml）	0.01	2 ～ 3 h
3 hC-P（ng/ml）	0.01	恢复空腹基础水平
抗胰岛素抗体	21%	< 5
谷氨酸酶抗体（IU/ml）	13	0.51 ～ 30
抗胰岛细胞抗体	（-）	阴性
甲状腺相关指标		
总 T_4（nmol/L）	1.1	54 ～ 174
总 T_3（nmol/L）	0.01	1.2 ～ 3.4
游离 T_4（pmol/L）	2.73	10.2 ～ 31
游离 T_3（pmol/L）	0.1	3.5 ～ 6.5

（续表）

项　　目	结果	参考值范围
促甲状腺激素（mU/L）	123.725	0.35～5.5
甲状腺球蛋白抗体（IU/ml）	＞1 000	＜110
甲状腺微粒体抗体（IU/ml）	16.13	0.16～10
TPO Ab（U/ml）	＞340	＜40
骨代谢指标及骨密度测定		
Ⅰ型胶原CTX（ng/ml）	0.467	绝经后≤1.008
骨钙素N-MID（ng/ml）	11.62	绝经后15～46
25羟维生素D（nmol/L）	31	47.7～144
脂代谢		
总胆固醇（TC）（mmol/L）	8.11	＜5.2
甘油三酯（TG）（mmol/L）	1.04	＜1.7
高密度脂蛋白（HDL）（mmol/L）	2.11	0.9～1.68
低密度脂蛋白（LDL）（mmol/L）	5.52	0.1～3.35

表14-2　患者辅助检查结果

项　　目	结　　果
妇科B超	子宫体前位，大小4.2 cm×4.0 cm×2.6 cm，宫内未见明显异常回声。全层内膜清晰、厚5 mm。宫颈长31 mm、前后径24 mm，双侧卵巢未显示
甲状腺B超	双侧甲状腺弥漫性结节状改变。右侧叶19 mm×15 mm，左侧叶18 mm×16 mm，峡部厚5 mm
心脏彩超	结果：少中量心包积液 各房室内径正常范围，左、右室壁未见增厚，静息状态下左室壁运动未见明显异常；各组瓣膜形态结构未见异常，

（续表）

项 目	结 果
心脏彩超	大动脉关系及发育正常,心包腔探及液性暗区:右室前壁前方3～6 mm,左室后壁后方8～13 mm,心尖部2～5 mm;二尖瓣轻微反流。左心功能测定LVEF:65%,二尖瓣血流图:E/A < 1;组织多普勒测定DTI S波峰值:0.1 m/s,E'/A' < 1。
颈动脉B超	双侧颈动脉硬化伴双侧颈动脉斑块形成,左侧、右侧较大者均位于颈总动脉分叉处分别为6.5 mm×2.2 mm、4.4 mm×2.1 mm
骨密度	结果:严重骨质疏松 L1-L4 0.552 g/cm², T值-4.5, Z值-4.0;右髋0.460 g/cm²,T值-4.0,Z值-3.6;股骨颈0.384 g/cm²,T值-4.2,Z值-3.7
骨骼X线	左侧肱骨外科颈陈旧性骨折,双侧肱骨尺骨桡骨、股骨胫骨、腓骨均骨质疏松,左右腕关节、膝关节骨质疏松及退行性变
胸部X线	主动脉硬化,心影增大;右侧肋膈角胸膜增厚
颅脑MRI	两侧放射冠区多发小缺血灶形成

病 情 分 析

TS系X染色体数目异常或结构畸变所致,数目畸变核型以45, X核型最常见,占50%以上,结构畸变中以长臂等臂染色体核型46, X, i(Xq)最常见,本例患者为嵌合体45, X/46, X, i(Xq)(q10)。TS典型临床表现为体型矮小(约145 cm),生殖器与第二性征发育障碍。此外还可表现为颈蹼、肘外翻及心血管畸形等。两条完整的 X 染色体是女性维持卵巢功能正常和身体正常发育的前提,异常核型所占比重越小临床症状越轻微。患者早期有TS表现,如生长发育明显迟于同龄人、无初潮及第二性征不发育等,同时该患者患有高血脂症及心包积液,考虑与TS引起的甲状腺功能减退有关。该患者1型糖尿病起病年龄16岁,发病时"三多一少"症状明显,必须依赖胰岛素治疗,但不以酮症为首发表现,30余年糖尿病史中仅出现过1次酮症、无反复酮症、低血糖事件,血糖波动幅度大(10 ~ 20 mmol/L),谷氨酸脱羧酶(GAD)抗体13 IU/ml,抗胰岛细胞自身抗体阴性,考虑TS合并1型糖尿病。骨量减少和骨质疏松症是TS患者的临床特征之一,TS患者较普通女性骨质疏松症提前20 ~ 30年。本例TS患者骨密度明显下降,20岁和44岁分别发生左手腕和左肱骨外科颈脆性骨折,入院骨密度检查腰椎T值和Z值分别为−4.5和−4.0,提示有严重骨质疏松症。

治 疗 过 程

1. 控制血糖:重组人胰岛素R 8 U, tid;重组人胰岛N 12 U,睡前注射;伏格列波糖0.2 mg, tid。

2. 甲状腺功能减退替代治疗:左甲状腺素钠片25 μg, qd。

3. 治疗骨质疏松:替勃龙1.25 mg, qd;碳酸钙D_3片600 mg, qd;骨化三淳0.25 μg, bid。

4. 调脂:瑞舒伐他汀钙5 mg,每晚1次。

随 访

本例患者确诊TS较晚,属于错过治疗时机的典型患者。建议该TS患者对甲状腺功能进行常规监测,如每年监测1次TSH和T_4。补充钙、维生素D和锻炼基础上,进行雌、孕激素的周期治疗,减慢骨的丢失,并定期随访。

经验与体会

1. TS概述

TS是女性常见的性染色体遗传性疾病，也是唯一能存活的单体综合征。在成活女婴中，TS女婴发生率为1/2 500 ～ 1/3 000，占原发闭经患者的1/3。TS系X染色体数目异常或结构畸变所致，数目畸变核型以45，X核型最常见，占50%以上，结构畸变中以长臂等臂染色体核型46，X，i（Xq）最常见，本例患者为嵌合体45，X/46，X，i（Xq）（q10）。TS典型临床表现为体型矮小（约145 cm），生殖器与第二性征发育障碍。此外还可表现为颈蹼、肘外翻及心血管畸形等。两完整的X染色体是女性维持卵巢功能正常和身体正常发育的前提，异常核型所占比重越小临床症状越轻微。

2. TS合并自身免疫性疾病概述

据报道，10% TS存在一个或多个器官自身免疫疾病。TS患者常见的自身免疫性疾病（AID）有桥本甲状腺炎（HT）、溃疡性结肠炎、克罗恩病或1型糖尿病（T1DM）。此外，腹腔疾病、幼年型类风湿性关节炎、艾迪生病（Addison病）、牛皮癣、白癜风和斑秃也被报道。在一个纳入107例TS患者的丹麦队列研究中，约57%的TS患者患有AID，以HT为首。TS患者合并AID的机制目前仍不明确。研究表明AID的发生率男女比例为1∶10，推测X染色体上存在与自身免疫性相关的基因；为此有学者提出，TS患者的AID可能是由X染色体上的基因单倍剂量不足，或与TS患者X染色体核型有关，如带有等臂染色体Xq核型的女性发生溃疡性结肠炎的风险增加了约12倍。

3. TS与甲状腺疾病

TS患者常合并自身免疫性甲状腺炎（Autoimmune thyroid diseases，AITD），发病率为4% ～ 50%，随患者病程的延长，合并

AITD的发病率上升。一项对228例TS患者随访5年的研究显示，随病程延长，TS患者AITD的发病率每年平均增长3.2%。流行病学显示，TS患者甲状腺自身特异性抗体阳性率约48%远高于显性甲状腺疾病的发病率，而普通人群仅13%。8岁以前的TS患儿不出现甲状腺功能减退和甲状腺自身抗体，如甲状腺过氧化物酶抗体（TPOAb）、甲状腺球蛋白抗体（TgAb），10岁时可出现甲状腺功能减退。大部分TS患者AITD表现为亚临床甲状腺功能减退，严重临床表现是相当罕见的，在一项82例TS患儿随访调查中，24%的TS患者有甲状腺功能减退，2.5%的患者有甲状腺功能亢进。

HT的发病机制可能与X染色体核型有关。一些研究显示带有等臂染色体Xq核型的TS女性AITD的风险增加，本病例报道支持这一观点。甲状腺功能异常引起血脂异常、心血管事件如冠心病等的发生，该患者患有高血脂症及心包积液，考虑与甲状腺功能减退有关。考虑到HT在TS患者中的高发病率及甲状腺功能异常所带来的危害性，建议对TS患者的甲状腺功能进行常规监测，如每年监测1次TSH和T_4。

4. TS与T1DM

与普通人群相比，TS患者合并T1DM风险增加4倍，然而TS合并T1DM并不常见。一个224例TS患者的研究中，T2DM有57例（占25%），T1DM仅1例（占0.45%）。可见TS合并的糖尿病大多为2型糖尿病（T2DM）。有学者称，TS合并T1DM的机制可能与X染色体短臂缺失有关，但本例患者为X染色体长臂缺失。在成年人中，TS患者谷氨酸脱羧酶抗体（GAD-65）阳性率略高于普通人群。在对594例成人TS患者长达10年的随访结果表明，GAD65阳性者最终均发展为T1DM。因此建议TS患者进行GAD-65抗体检测。

目前TS合并T1DM的特点尚无统一共识，本例TS患者的

T1DM并不是典型的自身免疫性1型糖尿病（1A型）表现。该患者T1DM起病年龄16岁，发病时"三多一少"症状明显，必须依赖胰岛素治疗，但不以酮症为首发表现，30余年糖尿病病史中仅出现过1次酮症，无反复酮症、低血糖事件，血糖波动幅度大（10～20 mmol/L），GAD抗体13 IU/ml，抗胰岛细胞自身抗体阴性。据报道，TS合并的DM大多抗胰岛细胞抗体阴性、GAD抗体很少升高。2014年Navarro Moreno 等报道了1例2岁TS合并特发性T1DM（1B型）的患儿，也有学者提出TS合并糖尿病的发病机制更大程度上是类似于MODY。据报道，TS患者Xp染色体基因单倍剂量不足会增加糖尿病的风险，过量Xq基因也会增加糖尿病的风险，决定糖尿病类型的X核型机制目前仍不清楚。

5. TS与骨质疏松症

骨量减少和骨质疏松症是TS患者的临床特征之一，TS患者较普通女性骨质疏松症提前20～30年。本例TS患者骨密度明显下降，20岁和44岁分别发生左手腕和左肱骨外科颈脆性骨折，入院骨密度检查腰椎T值和Z值分别为-4.5和-4.0，提示有严重骨质疏松症。据报道，TS患者的峰值骨量比正常女性减少25%，骨折发生率比正常人高3倍；TS患者10岁以下即可出现骨量减少，随年龄增长骨量下降越明显，尤其在儿童期和45岁以后，骨折发生率明显升高。TS患者的特点是皮质骨骨密度下降而骨小梁骨密度正常。TS患者低骨量的机制目前仍不清楚，有研究认为是X染色体异常所致；也有研究认为是雌激素缺乏致骨形成不足所致；还有研究认为TS骨量下降与TS患者血清高卵泡刺激素（FSH）水平相关，因为高FSH促进破骨细胞生成。为提高骨量，TS患者可补充雌激素、钙和维生素D。一方面，雌激素可诱导破骨细胞凋亡抑制骨吸收，促进成骨细胞增殖与分化促进骨形成，进而促进骨骼的生长发育以及维持骨量；另一方面，雌激素治疗使血清

FSH水平降低与骨量增加紧密相关。研究认为雌激素虽可决定松果体关闭及阻滞生长，但低剂量的雌激素不干扰生长激素（GH）对终身高的疗效，因此应尽早启用雌激素治疗。但雌激素疗法的最佳剂量和TS启动雌激素治疗时机，目前仍存在争议。据报道，TS患者12岁之前启动GH并联合雌激素替代治疗至少1年，可提高骨密度、减少骨折风险。有研究建议起始GH治疗比雌激素替代治疗应早4年，起始雌激素治疗最晚不超过18岁。TS患者成年后继续雌激素治疗可增加骨密度，起始雌激素疗法时机越早，增加骨密度疗效越好。因此，对TS患者骨质疏松的防治要做到：① 在婴幼儿和青少年，做到补充充分钙和维生素D并坚持负重锻炼，青春期发育时开始雌激素替代治疗，使其达到更高的峰值骨量；② 成年以后，在补充钙、维生素D和锻炼基础上，进行雌、孕激素的周期治疗，减慢骨的丢失；③ 到50岁左右的绝经期年龄，根据患者的具体情况和骨质疏松防治指南，选择合适的抗骨质疏松药物，如双膦酸盐等。

小　　结

通过本例TS合并T1DM、HT性甲状腺功能减退及严重骨质疏松症的病案报道及文献回顾，旨在强调早期诊断TS（包括加强产前和儿童期的早期诊断）和及时启动GH与雌激素替代治疗的重要性。同时，TS患者易合并AID和糖尿病，建议常规监测TS患儿的甲状腺功能、血糖和GAD抗体等，以及加强TS患者骨质疏松症的早期防治，提高TS患者的生活质量。

专家述评

本病例的启示包括两个方面，一方面TS患者除了性腺发育和功能异常,同时容易合并其他AID,如糖尿病和HT甲状腺功能减退等,而这些AID可能与TS同时出现,也可能在以后出现,需要临床医生特别关注;另一方面,包括TS、克林菲尔特综合征、低促性腺功能减退等引起性腺发育异常的疾病,要特别关注患者的骨健康。性激素在峰值骨量的获取和维持方面发挥非常重要的作用。很多患者因为没有早期进行性激素替代治疗,所以无法达到峰值骨量,而成年后又会引起骨量的快速丢失,早期发生脆性骨折。

(盛 辉)

参考文献

[1] Gravholt CH, Lauridsen AL, Brixen K, et al. Marked disproportionality in bone size and mineral, and distinct abnormalities in bone markers and calcitropic hormones in adult Turner syndrome: a cross-sectional study. J Clin Endocrinol Metab, 2002, 87: 2798-2808.

[2] McCarthy K and Bondy CA. Turner syndrome in childhood and adolescence. Expert Rev Endocrinol Metab, 2008, 3: 771-775.

[3] Eaton WW, Rose NR, Kalaydjian A, et al. Epidemiology of autoimmune diseases in Denmark. J Autoimmun, 2007, 29: 1-9.

[4] Invernizzi P, Pasini S, Selmi C, et al. Female predominance and X chromosome defects in autoimmune diseases. J Autoimmun, 2009, 33: 12-16.

[5] Jorgensen KT, Rostgaard K, Bache I, et al. Autoimmune diseases in women with Turner's syndrome. Arthritis Rheum, 2010, 62: 658-666.

[6] El-Mansoury M, Bryman I, Berntorp K, et al. Hypothyroidismis common in Turner Syndrome: results of a five-year follow-up. J Clin Endocrinol Metab 2005, 90: 2131-2135.

[7] Toruner F, Altinova AE, Karakoc A, et al. Risk factors for cardiovascular disease in patients with subclinical hypothyroidism. Adv Ther, 2008, 25: 430-437.

[8] Bakalov VK, Cheng C, Zhou J, et al. X-chromosome gene dosage and the risk of diabetes in Turner syndrome. J Clin Endocrinol Metab, 2009, 94: 3289-3296.

[9] Gravholt CH, Juul S, Naeraa RW, et al. Morbidity in Turner syndrome. J Clin Epidemiol, 1998, 51: 147-158.

[10] Hagler W, Brlody J, Moore B, el al. Importance of estrogen on bone health in Turner syndrome: a cross-sectional and longitudinal study using dual-energy X-ray absorptiometry. J Clin Endocnnol Metab, 2004, 89: 193-199.

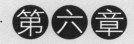

内分泌代谢疑难病例精选

第六章
肾上腺疾病

15 垂体 ACTH 大腺瘤合并肺烟曲霉菌、泛耐药肺炎克雷伯菌感染

曾将萍 张曼娜 申长兴 卜 乐 崔 舟 崔大明
王吉影 曲 伸 盛 辉

库欣病是内源性库欣综合征最常见的表现形式,临床罕见,发病率仅为 1.2～2.4/(100 万·年),患病率约 40/100 万。一般以垂体促肾上腺皮质激素(ACTH)腺瘤为原发病,通过垂体-肾上腺轴产生大量皮质醇,引起一系列代谢及免疫功能紊乱,并诱发感染。此类感染往往因无明显症状而漏诊,导致诊断延迟和预后不良。

病 例 简 介

患者,女性,33 岁,因"双下肢乏力伴水肿 1 年,加重 1 月"于 2019 年 5 月 28 日入院。患者 1 年前无诱因下出现双下肢乏力,伴双下肢及面部凹陷性水肿,偶有行走时跌倒。1 个月前于外院行子宫肌瘤切除术后双下肢乏力加重,并伴有浮肿,查血糖 20 mmol/L,酮体不详,血钾 2.41 mmol/L,颅脑磁共振提示垂体大腺瘤,拟诊为库欣病、继发性糖尿病,予对症治疗,效果不佳,遂来院就诊。病程中患者伴有咳嗽、咳痰,痰液黏稠不易咳出,无发热,无胸闷气促等。既往无高血压、糖尿病、心脏病等慢性疾病病史;无长期饮酒

史、抑郁症及糖皮质激素药物长期服用史，月经史、婚育史、家族史、个人史无特殊。追问病史，患者3年前逐渐出现满月脸样及腹部紫纹等改变。

体格检查：体温36.9℃，脉搏108次/分，呼吸22次/分，血压160/114 mmHg。身高165 cm，体重81.2 kg，体重指数29.75 kg/m²。面红伴水肿，满月样改变，口周少许毛发，水牛背。双下肢皮肤干燥，双侧足背对称性紫黑色瘀斑。腋下、腹部及大腿内侧可见紫纹。双肺呼吸音粗，可闻及散在干湿罗音。心、腹部未见其他明显异常。

辅助检查：入院后查血钾2.4 mmol/L（参考范围：3.5～5.3 mmol/L，下同）；晨8:00血ACTH 178.6 pg/ml（7～64 pg/ml）、晨8:00血皮质醇浓度 > 50 μg/dl（5～25 μg/dl）且节律异常（表15-1），大剂量地塞米松抑制试验（HDDST）不被抑制（表15-1），糖化血红蛋白7.4%（3.6%～6.0%），空腹血糖18.2 mmol/L（3.9～6.1 mmol/L），餐后2 h血糖17.4 mmol/L（< 7.8 mmol/L）；垂体磁共振成像（MRI）（图15-1）示垂体瘤表现，大小约13 mm×18 mm；肾上腺（CT）示双侧肾上腺增生；正电子发射计算机断层显像（PET-CT）提示垂体窝区垂体瘤表现，双侧肾上腺增生表现，未见可疑异位灶；胸部CT（图15-2）示左肺上叶多发空洞性病变，两肺散在炎症性改变，两肺少量胸腔积液；痰培养提示烟曲霉菌、草绿色链球菌阳性；甲状腺功能：总T₃ 0.45 nmol/L（1.0～3.0 nmol/L），总T₄ 53.2 nmol/L（55.5～161.3 nmol/L），游离T₃ 2.42 pmol/L（2.8～6.3 pmol/L），游离T₄ 12.62 pmol/L（10.5～24.4 pmol/L），促甲状腺激素0.01 mIU/L（0.38～4.34 mIU/L）；骨代谢：25-羟维生素D 20.3 nmol/L，骨碱性磷酸酶150 U/L，全段甲状旁腺激素76.2 pg/ml；骨密度提示腰椎骨量减少；腰椎磁共振显示胸腰椎多发压缩性骨折；肝肾功能：谷丙转氨酶

38.6 U/L（7～40 U/L），谷草转氨酶44.4 U/L（13～35 U/L），
γ谷氨酰转肽酶164.3 U/L（7～45 U/L），白蛋白29 g/L（40～
55 g/L）；尿素4.6 mmol/L（2.6～7.5 mmol/L），肌酐28.7 μmol/L
（41～73 μmol/L），尿酸154.3 μmol/L（155～357 μmol/L）；
心肌标志物：超敏肌钙蛋白0.067 ng/ml（＜0.014 ng/ml），肌红蛋
白59.15 ng/ml（25～72 ng/ml），肌酸激酶同工酶7.27 ng/ml
（＜3.61 ng/ml），脑利钠肽前体4 312.0 pg/ml（＜231 pg/ml）；心
脏超声提示左心射血分数58%，左室壁轻度增厚，左室舒张功能
欠佳。

表15-1　血ACTH、F节律，大剂量地塞米松抑制试验

5月29日 ACTH、F 节律			大剂量地塞米松抑制试验 （6月2日为基线）		
	8：00	16：00	24：00	6月2日	6月3日	6月4日
F（μg/dl）	＞50	＞50	＞50	57.75	63.4	63.4
ACTH（pg/ml）	179	157	151	118.7	131.2	135.1

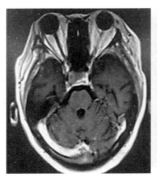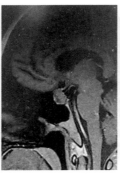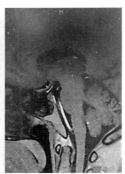

图15-1　垂体磁共振；从左到右依次为术前（水平位）、术前（矢状位）、术后
（矢状位）

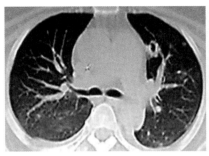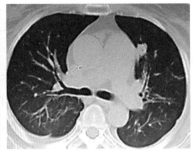

图15-2　胸部CT,从左到右依次为入院时胸部CT和出院时胸部CT

病 情 分 析

本例患者24 h尿游离皮质醇显著升高,午夜血清F远超正常范围,HDDST不被抑制,高度怀疑库欣综合征;虽HDDST结果阴性,不能排除异位ACTH瘤可能来源,但晨8点血ACTH浓度升高,且MRI提示垂体大腺瘤,PET-CT未见可疑异位灶,故仍考虑为垂体来源。结合该患者有咳嗽咳痰症状及肺部炎症性及空洞性改变,初步诊断为库欣病合并肺部感染。

治 疗 过 程

1. 库欣病及肺部感染

患者入院后予伏立康唑片200 mg, bid, 联合哌拉西林他唑巴坦针1.875 g, bid, 抗感染治疗,效果不佳,胸闷、气促、咳嗽症状逐渐加重。6月6日出现胸闷加重,呼吸急促,血气分析提示 I 型呼吸衰竭,经抢救后脱离危险,CT示肺上空洞及炎症较前进展,两肺少量胸腔积液,改伏立康唑为静脉给药。同时加用米托坦500 mg, qd,降皮质醇,后每周加量500 mg至7月中旬至3 000 mg,qd并维持,期间皮质醇水平逐渐下降(表15-2a、15-2b)。6月14日出现发热,体温最高达38℃,白细胞偏低,伏立康唑加至300 mg, q12 h；并加用利奈唑胺针600 mg，q12 h；美罗培南1.0 g，q12 h。患者咳嗽咳痰逐渐好转，至6月19日体温恢复正常。6月28日咳嗽咳痰症状加重，痰培养提示肺炎克雷伯菌［++++，CRE（对碳青霉烯类耐药的肠杆菌科细菌）］，超广谱β-内酰胺酶（+），替加环素、阿米卡星、米诺环素敏感；热带念珠菌检出。调整药物为哌拉西林他唑巴坦2.5 g，q8 h；替加环素100 mg，q12 h；伏立康唑针300 mg，q12 h；卡泊芬净50 mg，qd，效果不佳。7月13日胸部CT提示胸腔积液较前增加，炎症较前相仿，后咳嗽咳痰及两肺炎症缓慢好转。1周后患者出现肝功能损害，停用卡泊芬净，并予保肝治疗。7月30日患者咳嗽咳痰症状及肺部炎症均较前明显改善，且血糖、血压、电解质均控制平稳，神经外科评估后考虑具备手术条件，于8月1日停用米托坦并行经蝶窦入路手术切除肿瘤，术中切除约95%的瘤体，并行病理及免疫组化分析（表15-2）。术后予伏立康唑0.3 g，q12 h；替加环素100 mg，q12 h；头孢吡肟2 g，q12 h抗感染治疗。8月12日痰培养药敏试验提示仅阿米卡星敏感，复查胸部CT提示真菌性空洞周围渗出有增加，停用头孢吡肟，加用阿米卡星0.4 g，q12 h；卡泊芬净50 mg，qd。咳嗽咳痰症状逐日改善，肺部空洞逐渐减小，炎症逐渐吸收，一般情况趋于正常，于8月25日出院。10月2日随访查晨8：00 血F 35 μg/dl、ACTH 75.7 pg/ml，胸部CT提示真菌灶及炎症尚未痊愈，继续随访。

表15-2a　住院期间8：00血F、ACTH浓度变化

日　期	5月 29日	6月 2日	7月 16日	7月 23日	7月 31日	8月 2日	8月 5日	8月 12日	8月 19日
F （μg/dl）	> 50	57.8	46.1	47.3	31.8	40.8	20.9	24.4	16.8
ACTH （pg/ml）	178.6	118.7	168.9	175.2	111.1	106.5	81.8	74.4	83.4

表15-2b　住院期间患者24 h尿F含量、F浓度变化

日　期	6月2日	6月15日	7月1日	7月8日	8月5日
F（μg/24 h）	5 376	1 183.5	2 015.1	1 469.2	330.3
F（μg/dl）	224	236	67.2	63.9	11

2. 其他并发症

① 糖尿病：入院后予胰岛素强化治疗，手术后血糖逐渐降低且趋于平稳，7月18日停用胰岛素治疗；② 低钾血症：长期予口服及静脉补钾，螺内酯治疗，术后逐渐停止补钾；③ 高血压：予替米沙坦、硝苯地平、美托洛尔降低血压，血压在130/90 mmHg上下浮动；④ 骨质疏松：阿伦膦酸钠 70 mg，qw；⑤ 甲状腺功能减退：左甲状腺素钠25 μg，qd，改善甲状腺功能治疗；⑥ 低蛋白血症：按需补充人血白蛋白；⑦ 心功能不全、肝功能不全：盐酸曲美他嗪、单硝酸异山梨酯保护心肌、改善心力衰竭，还原型谷胱甘肽、多烯磷脂酰胆碱保护肝功能。

随　访

本例患者在采取了米托坦治疗后，皮质醇水平逐渐下降，得到了部分控制；感染、代谢及器官功能紊乱的治疗也随之取得了进展，为手术创造了条件。8月1日行经蝶窦入路手术（transsphenoidal surgery, TSS）治疗，术后恢复良好。但手术的顺利完成并不意味着库欣病治疗的结束，该病人垂体磁共振提示肿瘤具有侵袭性，免疫组化结果ki67（1%），p53（－）提示无增殖性，属于2a级别，8年复发风险是1a级的12倍，且该肿瘤较大（直径15 mm），术后8周复查示未发生延迟缓解，提示复发风险高，需密切随访。

经验与体会

库欣病是内源性库欣综合征最常见的表现形式,临床罕见,发病率仅为 1.2 ～ 2.4/(100 万·年),患病率约 40/100 万。一般以垂体 ACTH 腺瘤为原发病,通过垂体-肾上腺轴产生大量皮质醇,引起一系列代谢及免疫功能紊乱,并诱发感染。此类感染往往因无明显症状而漏诊,导致诊断延迟和预后不良。

长期暴露于库欣病的高皮质醇水平下会引起中性粒细胞和巨噬细胞的免疫反应受损,减少这些炎症细胞在感染部位的聚集,诱发机会性感染;且皮质醇水平越高,机会性感染的风险和死亡率越高。本例患者入院后短期内肺部感染迅速加重并出现呼吸衰竭,甚至危及生命。可见库欣病患者,感染发展之迅速,症状之严重不容小觑。烟曲霉菌是曲霉菌中最为常见的一种易危及生命的机会性致病菌,主要依靠临床表现、病原学及影像学检查进行诊断。首选伏立康唑单药治疗。一般以 6 mg/kg 静脉注射,q12 h 起始治疗 1 天,后 4 mg/kg 静脉注射,q12 h 持续治疗,治疗周期至少 6 ～ 12 周。如前文所述,库欣病会抑制免疫功能,加重感染,在治疗上则需更进一步。指南推荐对于免疫功能受抑制、感染较重的患者,治疗周期需延长;对于病情危急患者,可考虑联合使用棘白菌素类(如卡泊芬净)抗真菌药物。结合患者实际情况,本例患者采用了长达 6 月的伏立康唑治疗,并在早期联合卡泊芬净。肺炎克雷伯菌是医院获得性肺炎(HAP)中较为多见的病原体,在我国三甲医院 HAP 患者(小于 65 岁的成年人)痰液标本中分离率高达 8.9% ～ 14.9%,仅次于鲍曼不动杆菌及铜绿假单胞菌,治疗困难,病死率高。发病前 90 天内静脉使用过抗生素是其发生多重耐药的危险因素,而高皮质醇引起免疫缺陷、长期住院也被认为可能与多重耐药有关。一般推荐尽早行药敏试验以针对性治疗,避免耐药菌的发展。对于超广谱β-内酰胺酶阳性的类型，仅需单药治疗；而对于碳青霉烯类耐药的类型，则需足量、联合用药治疗。

目前治疗库欣病的最佳方案是TSS，起效快，效果好。但本例患者合并有肺部感染、多种代谢紊乱及多器官功能障碍，无手术条件。为尽快降低皮质醇以改善感染及其他并发症，只能退求二线治疗（放射治疗、药物治疗）。放射治疗周期长，一般在至少6个月后皮质醇水平才能开始得到控制，期间感染易恶化，并不适宜。药物治疗则选择较多，主要有3种思路：抑制垂体ACTH分泌，阻断肾上腺合成皮质醇及阻断皮质醇受体。对于垂体大腺瘤患者，Molitch等推荐使用直接针对垂体的药物，如卡麦角林、帕西洛肽等，可从源头减少ACTH的产生，进而降低皮质醇水平。但该患者肾上腺皮质增生，抑制ACTH的分泌无法在短期内降低皮质醇水平，不予考虑。阻断皮质醇受体亦无法降低皮质醇水平，故考虑使用阻断皮质醇合成的药物。此类药物常见的有依托咪酯、美替拉酮、酮康唑及米托坦。依托咪酯能在12～24 h内迅速降低皮质醇水平，100%的患者能降至正常，但需要在重症监护室使用，且作用时间短，撤药后皮质醇水平会逐渐恢复；有研究表明接受美替拉酮治疗仅有26%的患者在4个月的治疗中降至了正常，30%得到了部分控制，效果并不显著；酮康唑早在2013年受到了美国食品和药物管理局（FDA）针对其肝毒性提出"黑盒警告"，欧洲药物管理局也不推荐使用酮康唑，目前在多个国家都已停止使用。相比之下，米托坦则较为合适。米托坦作为美国及欧洲治疗肾上腺皮质癌的一线用药，在库欣病的治疗中也有应用。一般使用较低的剂量（2～4 g/d），并推荐在4～6周内加至2～4 g/d。在Baudry等的研究中，所有9例短程米托坦治疗的患者，均在TSS术前部分控制了严重的高皮质醇水平；其余67例患者中，48例（72%）患者得到完全缓解，10例（15%）得到部分缓解，9例（13%）患者因不耐受而退出治疗。本例患者在采取了米托坦治疗后，皮质醇水平逐渐下降，得到部分控制；感染、代谢及器官功能紊乱的治疗也随之取得了进展，为手术创造了条件。8月1日行TSS治疗，术后恢复良好。

手术的顺利完成并不意味着库欣病治疗的结束，不同患者术后5～10年内复发率从15%～66%不等，这意味着需要对患者预后进行充分的评估。根据2017年世界卫生组织发表的分类标准，本病例属于T-PIT系的分泌ACTH的致密颗粒型ACTH细胞腺瘤（表15-3），复发风险较低。然而Jacqueline Trouillas等在一项对410位垂体瘤患者术后随访8年的研究中发现，肿瘤的分级对预后影响更为显著。研究将患者按肿瘤大小分为微腺瘤（直径< 10 mm）、大腺瘤（直径≥10 mm）、巨大腺瘤（直径> 40 mm）；根据肿瘤侵袭性和增殖性，分为1a、1b、2a、2b、3共5级（1a：非侵袭性1b：非侵袭性＋增殖性2a：侵袭性2b：侵袭性＋增殖性3：转移性肿瘤）（侵袭性标准参考Knosp分级标准，增殖性标准见表15-3），结果提示，肿瘤越大、分级越高，术后复发的可能性就越大。本例患者垂体磁共振提示肿瘤具有侵袭性，免疫组化结果ki67（1%），p53（－）提示无增殖性，属于2a级别，8年复发风险是1a级的12倍，且该肿瘤较大（直径15 mm），复发风险更高。除肿瘤自身属性外，手术效果对肿瘤预后亦有重要作用，主要反映在术后皮质醇缓解情况。一般以术后晨血皮质醇谷值< 5 μg/dl或7天内尿皮质醇< 20 μg/d为缓解。多数学者认为术后未即刻（术后1 d或2 d）缓解者复发率较高，需再次行手术探查；亦有学者认为，部分患者可存在延迟缓解的可能，可在8～12周内随访皮质醇水平，待达到谷值后再考虑后续治疗。该患者肿瘤较大，分级较高，术后8周复查示未发生延迟缓解，提示复发风险高，需密切随访。综上所述，肿瘤本身性质及手术效果是预测库欣病预后的重要参考，术后需

表15-3　垂体瘤病理及免疫组化结果

HE形态结合免疫组化符合致密颗粒性，ACTH腺瘤，部分细胞呈crooke细胞样改变

促肾上腺皮质激素（ACTH）	（+）	p53	（－）
促甲状腺激素（TSH）	（－）	Ki67	（1%+）
卵泡刺激素（FSH）	（－）	pit-1	（－）
黄体生成素（LH）	（－）	T-PIT	（+/－）
生长激素（HGH）	（－）	Sf1	（少量+）

密切关注皮质醇变化，并根据实际情况决定后续治疗方案。

小　　结

　　库欣病合并肺部感染往往比较隐匿，一旦暴发在治疗上则十分棘手。库欣病的高皮质醇水平使得肺部感染难以控制，而感染又增加了库欣病的手术风险。临床上尽早发现感染并准确使用抗菌药物是挽救生命的基础，选择合适的降低皮质醇水平的方法是解决矛盾的关键。在满足手术条件行TSS后，对预后进行充分评估并密切随访对后续治疗有指导意义。

专家述评

　　这是一例临床非常棘手的病例，患者住院3月余，历经严重低钾性碱中毒、心力衰竭、呼吸功能衰竭、重症肺炎、手术等多重关卡，依靠医患的互相信任，治疗成功，顺利出院。患者诊断明确，但ACTH大腺瘤功能异常强大，大量糖皮质激

素的分泌引起多种致命性的并发症，包括糖尿病、高血压、严重低钾血症碱中毒、心力衰竭、肺烟曲霉菌和泛耐药肺炎克雷伯菌感染致的呼吸衰竭等。手术是患者唯一的生存机会，但大量内源性糖皮质激素导致的严重肺炎又让手术机会遥不可及。只有降低患者内源性糖皮质激素水平，才能控制肺炎，也才能创造手术机会。最后，在医生和家属的共同努力下，患者家属自行境外购买米托坦，创造手术机会，联合专家组在烟曲霉菌和泛耐药肺炎克雷伯菌无法完全控制的情况下制定精细和快速的手术方式，让患者度过了手术及术后危险期。术后半年，患者所有指标恢复正常，停用了所有药物。本病例的成功救治首先得益于患者家属对医生的信任和积极配合，还得益于内分泌科联合神经外科、呼吸科、心内科、麻醉科等多科室专家MDT密切合作、生命至上、勇于担当的精神。

（盛　辉）

参考文献

［1］Patterson TF, Thompson GR 3rd, Denning DW, et al. Practice Guidelines for the Diagnosis and Management of Aspergillosis: 2016 Update by the Infectious Diseases Society of America. Clin Infect Dis, 2016, 63(4): e1-e60.

［2］Nieman LK, Biller BM, Findling JW, et al. Treatment of Cushing's Syndrome: An Endocrine Society Clinical Practice Guideline. J Clin Endocrinol Metab, 2015, 100(8): 2807-2831.

［3］Machado MC, Fragoso MCBV, Moreira AC, et al. A review of Cushing's disease treatment by the Department of Neuroendocrinology of the Brazilian Society of Endocrinology and Metabolism. Arch Endocrinol Metab, 2018, 62(1): 87-105.

［4］Molitch and M. E., Current approaches to the pharmacological management of Cushing's disease. Mol Cell Endocrinol, 2015, 408: 185-189.

［5］马丽媛, 卢琳. 抗肾上腺皮质癌药物米托坦的药理作用及临床疗效研究进展. 临

床药物治疗杂志,2019(7).

[6] Baudry C, Coste J, Bou Khalil R, et al. Efficiency and tolerance of mitotane in Cushing's disease in 76 patients from a single center. Eur J Endocrinol, 2012, 167(4): 473-481.

[7] Trouillas J, Roy P, Sturm N, et al. A new prognostic clinicopathological classification of pituitary adenomas: a multicentric case-control study of 410 patients with 8 years post-operative follow-up. Acta Neuropathol, 2013, 126(1): 123-135.

16 以低血压为特征的嗜铬细胞瘤

杨绍玲 沈建颖 鄢 阳 姚旭东 陈 铭
徐 璐 李 楠 王严茹

背景资料

嗜铬细胞瘤是一种少见的神经内分泌肿瘤,起源于肾上腺髓质,主要合成和分泌大量儿茶酚胺,多引起血压升高等系列症状,并造成心、脑、肾等器官严重损害。不典型嗜铬细胞瘤以低血压为主要特点,临床极为少见,易误诊。

病 例 简 介

患者,男性,56岁,因"头晕伴胸痛心悸2天",于2017年1月入院。

2016年12月,患者曾因头晕乏力3天,意识不清,反复入院4次。入院前3天解柏油样便后出现头晕、乏力,查粪隐血试验阳性,血红蛋白(Hb)86 g/L,心肌酶升高,心电图示窦性心动过速、V4-V6 ST段上斜型抬高,心脏多普勒超声提示左室射血分数(LVEF)40%,左室壁节段性运动异常,考虑为"急性心肌梗死?上消化道出血",予护胃、营养心肌等治疗好转后出院。

2017年1月,患者因头晕伴胸痛心悸2天再次入院。入院前2天无明显诱因下出现头晕伴乏力、胸痛心悸,呈阵发性,持续时间长短不定,无头痛,无黑矇、晕厥,无冷汗,无气急,无恶心、呕吐。

入院当日,患者症状加重,跌倒在地,遂至我院急诊,测血压45/32 mmHg,急查心肌标志物示超敏肌钙蛋白-T 0.541 ng/ml(参考范围:< 0.014 ng/ml,下同),肌红蛋白266.50 ng/ml(25～72 ng/ml),肌酸激酶同工酶(CK-MB)12.56 ng/ml(0.1～0.94 ng/ml),脑利钠肽前体(pro-BNP)22 737 pg/ml(< 179 pg/ml)。心电图检查未见明显ST段抬高。头颅CT见两侧额叶、颞叶及右侧小脑半球,左侧额叶皮层下区多发脑梗死,部分趋向软化,两侧基底节区陈旧性腔梗灶。急诊立即予多巴胺升压,以"非ST段抬高型心肌梗死?"收入心脏监护病房(CCU)。病程中患者意识清楚。否认高血压、糖尿病病史。5年前十二指肠溃疡出血史,否认平素反酸、腹痛。4年前性功能丧失。无烟酒嗜好。

体格检查:体温36.4℃,心率109次/分,呼吸20次/分,血压56/32 mmHg;精神萎,皮温低,急病面容;心、肺、腹及四肢查体未见异常。

表16-1 患者实验室检查结果

项　　目	结　果	参考值范围
心肌标志物		
超敏肌钙蛋白-T(ng/ml)	0.561	
肌红蛋白(ng/ml)	213.9	
CK-MB(ng/ml)	13.88	
脑利钠肽前体(pro-BNP)(pg/ml)	23 225	
凝血酶原时间	正常	
D-D二聚体(mg/L FEU)	3.7	< 0.55
	正常	

（续表）

项　　目	结　果	参考值范围
血气分析		
C反应蛋白（CRP）（mg/L）	35.8	< 8.2
血常规		
血红蛋白（Hb）（g/L）	110	
白细胞	14.87×10^9/L	$3.5 \times 10^9 \sim 9.5 \times 10^9$/L
中性粒细胞数	12.37×10^9/L	$1.8 \times 10^9 \sim 6.3 \times 10^9$/L
尿常规		
尿蛋白	+	
24 h尿蛋白定量（g）	0.666	$0.028 \sim 0.141$
粪常规	未见异常	
肝功能、血脂、电解质	未见异常	
肾功能		
尿素氮（mmol/L）	9.2	$2.76 \sim 8.07$
肌酐（μmol/L）	130.7	$59 \sim 104$
尿酸（μmol/L）	391.7	$208 \sim 428$
糖化血红蛋白（%）	4.9	
甲状腺激素	正常	
性激素		
睾酮（mol/L）	3.99	$6.68 \sim 25.7$
促卵泡激素（IU/L）	12.6	$1.5 \sim 12.4$

（续表）

项　　目	结　果	参考值范围
黄体生成素（IU/L）	11.09	1.7～8.6
垂体泌乳素（mIU/L）	17.84	86～324
促肾上腺皮质激素（ACTH）、皮质醇节律	未见异常	
血浆肾素活性（pg/ml）	卧位6.62	4～24
血管紧张素Ⅱ（pg/ml）	卧位106.36	25～129
醛固酮（pg/ml）	卧位228	47～175
神经元特异性烯醇化酶（ng/ml）	23.72	＜16.3
前列腺特异性抗原（ng/ml）	20.34	≤4.4
其余肿瘤标志物	正常	
自身免疫性抗体	未见异常	

心电图：Ⅰ、aVL导联T波倒置，Q-T间期延长。

冠状动脉造影：未见异常。

肺动脉CTA：未见明显肺栓塞征象。

胸部CT：见两肺多发炎症性改变；心影增大，心包少量积液；左侧肾上腺占位。

心脏多普勒超声：LEVF 54%，室壁运动不协调（多巴胺静滴下）。

肾上腺CT：左侧肾上腺区占位，9.5 cm×6.2 cm×7.5 cm，伴出血、囊变、钙化，密度不均，见多发间隔及条片状、弧形钙化，增强扫描实性部分及分隔见较明显强化（图16-1）。

胃镜：未见明显异常。

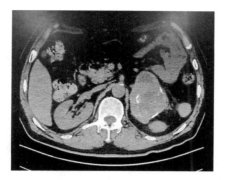

图16-1　肾上腺CT提示左侧肾上腺可见
9.5 cm×6.2 cm×7.5 cm占位

病 情 分 析

本例患者以低血压休克为主要表现,肾上腺CT提示左侧肾上腺区占位(9.5 cm×6.2 cm×7.5 cm)肿瘤较大,伴出血、囊变、钙化,有多发间隔及条片状、弧形钙化改变。从肾上腺占位影像学分析,不符合醛固酮瘤、皮质醇瘤以及分泌性激素的肿瘤特征,高度怀疑嗜铬细胞瘤。从血清检测分析,患者醛固酮、皮质醇等水平正常,性激素水平基本正常,亦不考虑醛固酮瘤及皮质醇瘤。因春节期间入院,未检测儿茶酚胺及其代谢产物[甲氧基肾上腺素(MN)、甲氧基去甲肾上腺素(NMN)]。嗜铬细胞瘤虽以高血压为典型表现,但仍有极少数病例可表现为单纯低血压。考虑患者肾上腺巨大占位,且高度怀疑嗜铬细胞瘤,故在患者基本情况稳定后,行肾上腺肿瘤切除术。经病理明确诊断:① 嗜铬细胞瘤;② 低血压休克;③ 上消化道出血;④ 肺炎。

治 疗 过 程

CCU予环磷腺苷葡胺强心,多巴胺、甲泼尼龙升压。血压稳定后,复查心肌标志物、D-D二聚体、C反应蛋白(CRP)、血常规等指标均明显恢复，心脏多普勒超声示心肌收缩功能恢复正常，LVEF 63%。转入泌尿外科行肾上腺肿瘤切除术，术中血压波动于110～180/85～105 mmHg。肾上腺切除标本大小11 cm×7 cm×5 cm，切面呈囊状，内容物流失，囊壁厚0.5 cm，切面灰红质稍硬（图16-2）。病理证实为嗜铬细胞瘤，伴出血性囊变。

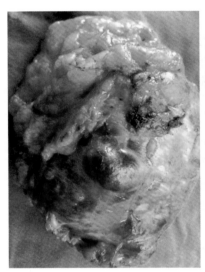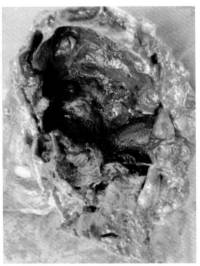

图16-2　肾上腺手术切除标本。肿瘤体积11 cm×7 cm×5 cm，切面呈囊状，内容物流失。囊壁厚0.5 cm，切面灰红质稍硬

术后病理：嗜铬细胞瘤，伴出血性囊变。

随　　访

术后患者血压恢复正常（110～120/70～80 mmHg）。术后2年中每月随访，血压持续平稳（110～120/70～80 mmHg），未再发生消化道出血，贫血纠正，Hb 135 g/L，血浆肾素、血管紧张素、醛固酮、ACTH、皮质醇水平均正常，性激素水平明显升高：睾酮

13.90 nmol/L，卵泡刺激素 16.61 IU/L，黄体生成素 7.22 IU/L，垂体泌乳素 325.8 mIU/L，性功能恢复。

经验与体会

1. 嗜铬细胞瘤概况

嗜铬细胞瘤特指肿瘤起源于肾上腺髓质，当肿瘤起源于肾上腺外交感神经节时，称为副神经节瘤，二者合称为嗜铬细胞瘤和副神经节瘤（pheochromocytoma and paraganglioma，PPGL）。国外报告显示 PPGL 占高血压患者的 0.2 ～ 0.6。PPGL 的发生与基因突变有关。

2. 嗜铬细胞瘤的临床表现

嗜铬细胞瘤的临床表现主要与儿茶酚胺分泌类型、释放量和模式有关。高血压是嗜铬细胞瘤最常见的临床症状：头痛、心悸、多汗是高血压发作时的典型三联征。但 30% 的患者症状不典型。5% 的嗜铬细胞瘤患者血压正常或呈低血压，多在家族遗传性肿瘤或分泌大量扩血管物质的肿瘤中，以低血压休克、心肌损害、上消化道出血为特点。

持续性低血压少有报道，多发生于手术及麻醉时。嗜铬细胞瘤低血压的机制仍不清楚，可能与儿茶酚胺释放锐减或骤停、长期儿茶酚胺作用下肾上腺素受体的下调及肿瘤的出血坏死有关。

嗜铬细胞瘤多有心血管症状，如急性冠脉综合征，但多数患者为儿茶酚胺所致的心肌损害，称为儿茶酚胺心肌病。尸检发现 58% 的嗜铬细胞瘤存在儿茶酚胺心肌病，是由儿茶酚胺持续性或骤然升高，引起血流动力学不稳定，及儿茶酚胺对心肌的直接损害。目前尚无明确的诊断标准。一般若确诊嗜铬细胞瘤，血液儿茶酚胺水平升高，伴有明确心脏异常的临床表现，除外高心病、冠心病、风心病、先心病、甲状腺功能亢进性心脏病等病因所致心肌损害后可诊断。本例患者心脏超声显示室壁运动不协调,心肌酶增高,不排除儿茶酚胺心肌病。

3. 本例嗜铬细胞瘤患者低血压原因分析

本例患者肿瘤切除后,血压即恢复正常,因此肾上腺肿瘤与低血压相关。考虑低血压的可能原因:① 肿瘤本身分泌的扩血管物质所致;② 肿瘤生长缓慢,初期肿瘤内部存在儿茶酚胺代谢机制,仅少量儿茶酚胺缓慢释放入血,初期可无明显症状。长期作用下,血管 α 受体敏感性逐渐下降,当肿瘤发生出血性坏死时,大量肾上腺素入血,兴奋血管 β 受体,引起周围血管急剧扩张,导致低血压。

4. 本例患者消化道出血、性功能丧失是否与嗜铬细胞瘤相关

从症状分析,患者病程进展缓慢,初期并无嗜铬细胞瘤特征性改变。但已有临床提示,如两次的消化道出血,不排除低血压休克所致胃黏膜血流灌注减少所致应激性溃疡出血;性功能丧失亦考虑长期低血压所致性腺器官灌注不足而引起功能减退。两者在血压正常后均得到良好恢复。

5. 典型嗜铬细胞瘤的术前准备

嗜铬细胞瘤在确诊后应尽早手术,90%的患者可成功切除肿瘤而治愈。指南中仅针对典型的高血压嗜铬细胞瘤,提出术前应用 α 受体阻滞剂2~4周。本例患者以低血压为主要表现,故未予 α 受体阻滞剂作术前准备,术中、术后血压亦持续平稳。对于低血压为主要表现的嗜铬细胞瘤术前应如何准备,目前尚无文献提及,仍有待更多病例的经验积累。

6. 本例以低血压为特征的非典型嗜铬细胞瘤有何诊疗启发

本病例以低血压和肾上腺巨大占位为主要表现,提醒临床医生警惕不典型嗜铬细胞瘤。本例未能及时检测血中 MN 和 NMN 亦是不足之处。

小　　结

　　患者是以"头晕伴胸痛心悸"血压降低急诊入院。入院时血压56/32 mmHg，神志清楚，精神萎靡。既往曾有"胃出血"病史。查肾上腺可见巨大占位。完善检查后，予药物持续滴注，提升血压。血压平稳后手术切除肾上腺占位，病理证实为嗜铬细胞瘤。术后患者血压恢复正常，预后良好。

专家述评

　　本病例为以低血压为特征的嗜铬细胞瘤。嗜铬细胞瘤多以高血压为临床表现，尤其在出现"头痛，心悸，冷汗"三联征，高血压的特点为突发的情况下，往往易考虑到嗜铬细胞瘤。但本例患者从未有血压升高的资料，且出现严重持续低血压合并肾上腺巨大占位，此时也首先需要将二者采用一元论解释。

　　从影像学资料看，本病例符合嗜铬细胞瘤特征：瘤体大，囊性。术后病理亦证实为髓质来源的嗜铬细胞瘤。进一步可推测患者血压偏低应存在时间较长，入院前所出现的上消化道出血、性功能减退等均可以低血压灌注不足解释，术后血压恢复正常后，症状即消失，亦进一步证实两者的相关性。

　　本例患者留有疑问之处在于，以低血压为特征的嗜铬细胞瘤所分泌的激素与经典嗜铬细胞瘤的差异？遗憾的是因时间仓促，未能检测到患者MN和NMN，也是本病例的缺憾之处。至于低血压型嗜铬细胞瘤的术前准备，理论上应有别于经典嗜铬细胞瘤，但具体有效措施还需进一步临床积累。

因此，本病例的经验和提示在于：低血压患者亦应考虑到内分泌因素，应及时检测内分泌相关激素和肾上腺影像学检查。本病例的成功也在于多学科的联合协作，使患者在短时间内获得正确的诊断和治疗。

(李　虹)

参考文献

[1] LENDERS JW, DUH QY, EISENHOFER G, et al. Pheochromocytoma and Paraganglioma: An Endocrine Society Clinical Practice Guideline. J Clin Endocrinol Metab, 2014, 99(6): 1915-1942.

[2] GIMENEZ-ROQUEPLO AP, DAHIA PL, ROBLEDO M. An update on the genetics of paraganglioma, pheochromocytoma, and associatedhereditary syndromes. Horm Metab Res, 2012, 44(5): 328-333.

[3] 王卫庆. 嗜铬细胞瘤的诊治策略. 国际内分泌代谢杂志, 2010, 30(4): 217-220.

[4] KOPETSCHKE R, SLISKO M, KILISLI A, et al. Frequent incidental discovery of phaeochromocytoma: data from a German cohort of 201 phaeochromocytoma. Eur J Endocrinol, 2009, 161(2): 355-361.

[5] PARKM, HRYNIEWICZ K, SETARO JF, et al. Pheochromocytoma presenting with myocardial infarction, cardiomyopathy, renal failure, pulmonary hemorrhage, and cyclichypotension: case report and review of unusual presentations of pheochromocytoma. J Clin Hypertens(Greenwich), 2009, 11(2): 74-80.

[6] 江守川, 董会平. 嗜铬细胞瘤低血压、休克1例误诊分析. 中国乡村医药, 1999 (9): 31.

[7] DAI J, CHEN S J, YANG BS, et al. Recurrence of non-cardiogenic pulmonary edema and sustained hypotension shock in cystic pheochromocytoma. J Zhejiang Univ Sci B. 2017, 18(5): 449-452.

[8] LI SJ, WANG T, WANG L, et al. Ventricular tachycardia and resembling acute coronary syndrome during pheochromocytoma crisis: a case report. Medicine (Baltimore), 2016, 95(14): e3297.

[9] VÁZQUEZ-QUINTANA E, VARGAS R, PÉREZ M, et al. Pheocromocytoma and gastrointestinal bleeding. Am Sur, 1995, 61(11): 937-939.

[10] SARVESWARANV, KUMAR S, KUMAR A, et al. A giant cystic pheochromocytoma

mimicking liver abscess an unusual presentation— a case report. ClinCase Rep, 2015, 3(1): 64–68.

［11］BATISSE-LIGNIER M, PEREIRAB, MOTREFF P, et al. Acute and chronic pheochromocytoma-induced cardiomyopathies: different prognoses? A systematic analytical review.Medicine (Baltimore), 2015, 94(50): e2198.

［12］中华医学会内分泌学分会肾上腺学组. 嗜铬细胞瘤和副神经节瘤诊断治疗的专家共识. 中华内分泌代谢杂志,2016,32（3）: 181–187.

17 肾上腺结核导致的肾上腺皮质功能减退症

刘 瑶 卜 乐 程晓芸

背景资料

肾上腺皮质功能减退症（ACI）是由于肾上腺皮质激素分泌不足所致的一类全身性疾病。包括原发性 ACI（肾上腺本身的疾病所致）和继发性 ACI（下丘脑或垂体的疾病所致）。临床主要表现为疲乏无力、食欲不振、恶心呕吐、血压偏低、皮肤黏膜色素沉着等，病情严重者可出现休克、低血钠、低血糖等肾上腺危象。

病 例 简 介

患者，女，37 岁，因全身色素沉着伴毛发稀少半年就诊，色素沉着呈棕褐色，不高出皮面，齿龈、舌部、口颊黏膜、乳晕及四肢暴露部位明显；并伴有头发、阴毛、腋毛明显脱落减少。病程中患者自觉乏力、恶心、纳差，疲劳后加重。反复出现空腹及晚餐前心悸、冷汗，进食后可明显缓解。反复出现与体位变化有关的头晕、肢体无力，偶有黑矇，无晕厥。近 3 个月来出现月经不规则，经期延迟，量增多，色深。患者近 3 年身高下降约 5 cm，近一年体重下降17 kg。既往史：否认高血压、糖尿病、冠心病病史；否认肝炎等传染病史，结核病史不详。有腰椎间盘突出病史。

体格检查：体温：36.9℃，心率：79 次／分，血压：95/64 mmHg。身高：135 cm，体重：53.6 kg，体重指数（BMI）20.42 kg/m^2。神情、

气平,发育正常,反应淡漠,毛发稀疏,全身皮肤色素沉着,齿龈、舌部、口颊黏膜、乳晕及四肢暴露部位明显;浅表淋巴结未及肿大;双侧呼吸运动无异常,双肺呼吸音清;心尖搏动正常,未闻及病理性杂音;腹软无压痛;脊柱后凸,轻度活动受限,无压痛叩击痛。

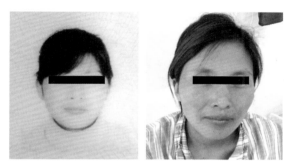

图17-1　患者就诊时面容(与身份证照片对比)

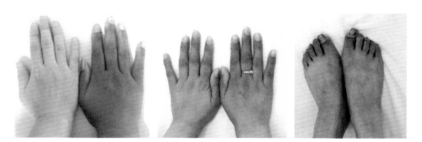

图17-2　患者皮肤黑色素沉着

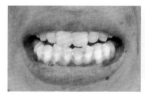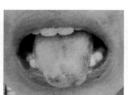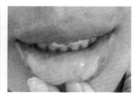

图17-3　患者齿龈、黏膜黑色素沉着

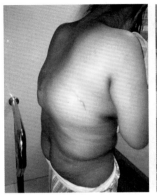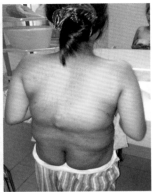

图17-4　脊柱后凸

表17-1　患者实验室检查结果

指　　　　标	结果值
血常规	
白细胞(/L)	3.58×10^9 ↓
中性粒细胞%	39.4 ↓
中性粒细胞数	1.41×10^9 ↓
红细胞(/L)	4.04×10^{12}
血红蛋白(g/L)	117
血小板(/L)	214×10^9
红细胞沉降率	34 mm ↑
促肾上腺皮质激素(ACTH)、皮质醇节律	
ACTH(8：00)(pg/ml)	1 250 ↑
ACTH(16：00)(pg/ml)	1 250 ↑

（续表）

指　　　　　标	结果值
ACTH（24：00）（pg/lm）	1 248 ↑
皮质醇（8：00）（μg/dl）	3.1 ↓
皮质醇（16：00）（μg/dl）	2.6 ↓
皮质醇（24：00）（μg/dl）	2.6 ↓
生长激素（ng/ml）	0.2
醛固酮（pg/ml）卧位	39 ↓
电解质	
钾（K）（mmol/L）	4.41
钠（Na）（mmol/L）	129 ↓
氯（Cl）（mmol/L）	108
钙（Ca）（mmol/L）	2.37
磷（P）（mmol/L）	1.63 ↑
镁（Mg）（mmol/L）	0.72 ↓
糖代谢	
空腹葡萄糖（mmol/L）	4.0
糖化血红蛋白（%）	5.1
馒头餐试验：血糖（mmol/L）	4.0–7.9–8.8–10.7–5.3
胰岛素释放实验：胰岛素 μU/ml	0.59 ↓ –18.14–16.71–31.92–12.63
脂代谢	
总胆固醇（mmol/L）	3.25
甘油三酯（mmol/L）	0.86

（续表）

指　　　标	结果值
高密度脂蛋白-胆固醇（mmol/L）	0.92
低密度脂蛋白-胆固醇（mmol/L）	2.09
肝功能	
谷丙转氨酶（ALT）（U/L）	19.4
谷草转氨酶（AST）（U/L）	39.5 ↑
总胆红素（μmol/L）	6.5
结合胆红素（μmol/L）	3.0
γ-谷氨酰转肽酶（γ-GT）（U/L）	24
尿酸（μmol/L）	448.7 ↑
游离脂肪酸（mmol/L）	0.5 ↑
甲状腺功能	
游离 T_3（FT_3）（pmol/L）	5.80
游离（T_4）FT_4（pmol/L）	12
总 T_3（TT_3）（nmol/L）	2.30
总 T_4（TT_4）（nmol/L）	119.0
促甲状腺激素（TSH）（mIU/L）	9.70 ↑
性激素	
卵泡刺激素（IU/L）	6.72
黄体生成素（IU/L）	9.08
泌乳素（mIU/L）	58.59 ↑
雌二醇（pmol/L）	85.13

（续表）

指　　　标	结果值
孕酮（nmol/L）	1.86
睾酮（nmol/L）	0.09 ↓
肿瘤标志物	阴性
结核相关	T-spot阳性；尿抗酸杆菌未找到；血结核杆菌阴性

影像学检查

（1）胸部CT：左肺下叶后基底段少许纤维灶；两侧后胸膜增厚、粘连伴右侧局部胸膜钙化。

（2）腰椎MRI：胸12、腰1椎体改变致胸腰段椎体后突畸形，硬膜囊前缘明显受压，结核性改变？请结合临床（图17-5）。

（3）肾上腺B超：双侧肾上腺体积增大。

（4）肾上腺CT：① 两侧肾上腺弥漫性增大；② 右肾中极实质强化不均匀，请进一步检查；③ 右肾多发小结石；④ 两侧胸膜增厚粘连（图17-6）。

（5）垂体MRI：未见明显异常。

骨密度：骨质疏松，骨折危险性高。

肌电图：左侧正中神经损害，腕以下感觉纤维受累，符合腕管综合征。双下肢慢性神经源性损害。

病 情 分 析

本例患者因全身色素沉着1年余、纳差恶心1周入院，同时存在低血糖反应、低钠血症、体位性低血压等表现。入院后完善检查，患者8：00、16：00、24：00血皮质醇分别为3.1 μg/dl、2.6 μg/dl、

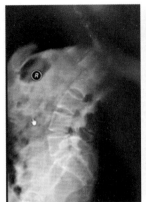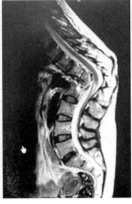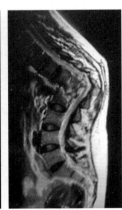

图 17-5　腰椎平片 + 腰椎 MRI

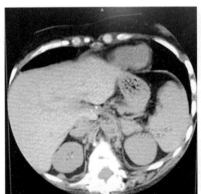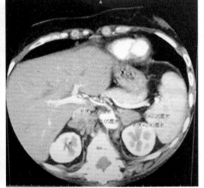

图 17-6　肾上腺 CT 平扫 + 增强

2.6 μg/dl 均低于正常值,且失去昼夜节律。同时患者 8:00、16:00、24:00 血 ACTH 分别为 1 250 pg/ml、1 250 pg/ml、1 248 pg/ml,均明显高于正常值,且失去昼夜节律。结合患者临床表现及实验室检查,该患者初步诊断为原发性 ACI。原发性 ACI 主要包括以下几点病因:自身免疫性、感染性、出血血栓形成及坏死、药物因素、手术损伤以及基因突变相关的疾病。追问病史,患者午后潮热症状持续数年,未自测体温,未就诊。4年前患者曾因右侧乳房肿块于外院行肿块切除,病理不详。后因伤口不能愈合,该院曾建议患者去普陀区结核病医院就诊。外院予抗结核治疗(具体用药不详)1个月后伤口愈合,患者自行停药。回顾患者影像学检查,胸部CT提示左肺纤维灶及胸膜增厚、粘连伴钙化;腰椎磁共振提示椎体改变,考虑结核性改变;肾上腺CT提示双侧肾上腺弥漫性增大;垂体核磁未见明显异常。予患者查血结核杆菌及尿抗酸杆菌均为阴性,T-spot为阳性,且患者C反应蛋白(CRP)、红细胞沉降率(ESR)均升高。结合病史及影像学、实验室检查,初步考虑患者为肾上腺结核。

治 疗 过 程

请全院会诊后,诊断该患者为原发性肾上腺皮质功能不全(肾上腺结核可能)。由于患者有椎体改变并伴有CRP、ESR增加,所以考虑有活动性骨结核的可能,给予患者利福平0.45 g, qd;异烟肼0.3 g, qd;乙胺丁醇0.75 g, qd三联抗结核药物控制原发病。同时予强的松5 mg, qd替代治疗。

随 访

该患者2013年4月来院明确诊断,2013年8月院外自行停药后10天后出现持续恶心、呕吐后再次入院,予氢化可的松200 mg静滴3天逐步减量,症状缓解后出院。2013年11月患者感冒后出现持续恶心、呕吐,入院后再次予氢化可的松静滴,纠正脱水及电解质紊乱后症状缓解,复查血钠、血糖均正常,精神食欲可,体重无变化,8 : 00皮质醇2.9 ～ 3.4 μg/dl, ACTH 1 000 pg/ml。出院后予可的松早25 mg、晚12.5 mg替代治疗。2015年10月,患者自行停药1月余,无明显不适,门诊随访空腹血糖3.6 mmol/L,血钠133 mmol/L,血压125/75 mmHg。之后患者未再就诊,2020年电话随访,患者自述2017年起停用抗结核药物,目前从事体力劳动,自觉皮肤色素沉着减退,无乏力、纳差、恶心、呕吐等任何不适。

经验与体会

1. 肾上腺皮质功能减退症(ACI)的分类

原发性ACI的病因包括肾上腺皮质激素分泌不足和ACTH分泌增多两个方面。在典型的Addison病中,肾上腺破坏的程度一般都在90%以上。而且不仅影响束状带和网状带,常累及球状带,同时存在糖皮质激素、盐皮质激素和类固醇性激素缺乏。继发性ACI是由于下丘脑或垂体病变引起ACTH分泌不足。继发于下丘脑促肾上腺皮质激素释放激素(CRH)和其他促ACTH释放因子不足者也称为三发性ACI。

2. 原发性肾上腺皮质功能减退症的病因

(1)自身免疫损害

自身免疫性肾上腺炎是原发性ACI的病因之首,约占全部病例的70%。包括体液免疫损害、细胞免疫损害以及自身免疫性多内分泌腺病综合征。有3个特征性表现:① 肾上腺皮质萎缩,呈广泛透明样变性,并伴有大量淋巴细胞、浆细胞和单核细胞浸润;② 约半数以上患者的血清中存在抗肾上腺皮质细胞自身抗体,其中最重要和最具特异性的是21-羟化酶抗体;③ 常伴有其他脏器和其他内分泌腺自身免疫性疾病。

(2)感染性病变

感染性病变是非自身免疫性原发性ACI的重要病因。包括结核感染、真菌感染、巨细胞病毒感染以及人类免疫缺陷病毒(HIV)感染等。其中肾上腺结核由血行播散所致,常伴有胸腹腔、盆腔淋巴结或泌尿系统结核。双侧肾上腺组织破坏常超过90%，肾上腺皮质结构消失，代以大片干酪样坏死、结核性肉芽肿和结核结节。残存的肾上腺皮质细胞呈簇状分布，约50%的患者有肾上腺钙化。当肾上腺结核造成双侧肾上腺破坏90%以上时，临床上会出现Addison病症状。75%患者在确诊Addison病后两年内肾上腺呈弥漫性增大，随着病情进展，最终进展为双侧肾上腺萎缩。

（3）浸润性病变

肾上腺皮质淀粉样变、血色病、肾上腺放疗、手术及某些药物均可造成ACI。

（4）先天性肾上腺皮质发育不良症

多由基因突变所致，包括DAX-1突变、SF-1突变、ACTH抵抗综合征等。

3. ACI的治疗

（1）急性ACI激素替代

Addison病在感染、劳累、停药等情况下，可发生急性ACI及肾上腺危象。推荐方案：① 100 mg氢化可的松静推，继以100 ～ 200 mg氢化可的松静滴，或50 ～ 100 mg氢化可的松肌注q6 h；② 对于原发性肾上腺皮质功能减退症，患者24 h氢化可的松剂量 > 50 mg时，不考虑补充盐皮质激素；③ 不考虑予雄激素替代。

（2）慢性肾上腺皮质功能减退激素替代

糖皮质激素替代疗效判断：观察疗效的指标只能是症状、体征，血清皮质醇、ACTH测定并不可靠。剂量不足表现为乏力、纳差、短时间体重减轻；剂量过多表现为血压升高、糖耐量异常、体重增加。

推荐方案：① 建议首选氢化可的松，无肝功能障碍可考虑用醋酸可的松。可的松、氢化可的松应一天三次给药，早晨予 1/2 ～ 2/3 全天剂量；② 原发性 ACI：替代剂量氢化可的松 20 ～ 25 mg/24 h；③ 继发性 ACI：替代剂量氢化可的松 15 ～ 20 mg/24 h；如 ACTH 兴奋试验刺激后皮质醇低于基线水平，可考虑氢化可的松剂量 ≤ 10 mg/24 h。

（3）结核所致的 ACI

需要抗结核治疗，肾上腺结核一般都伴有其他部位的结核病灶。特别是在糖皮质激素治疗后，可能使旧的结核灶活动或是活动结核播散，因此在 Addison 病合并活动结核者初诊时应常规使用一到两年的抗结核治疗。

小　　结

患者因全身色素沉着伴毛发稀少半年就诊，入院后结合临床表现、实验室检查、影像学检查诊断为肾上腺结核所致的原发性 ACI。肾上腺结核多发生于双侧肾上腺，可能与肾上腺双侧血运有交通枝相关。控制结核灶与激素替代治疗存在矛盾，因为激素治疗可能会导致结核播散，但是如果 ACI 是由于肾上腺结核所致并存在结核活动时，仍应联合抗结核药物治疗。该患者出院后多次自行停药，出现病情反复。因此，坚持激素替代并积极地进行病因的干预和治疗对该患者尤为重要。

专家述评

原发性 ACI 的病因主要有特发性（包括自身免疫性和多内分泌腺功能减退综合征，其次为结核）。过去肾上腺结核是导致 Addison 病的常见原因，但随着结核发病率的降低，目前因结核引起的原发性ACI的发生率也下降，容易被临床医师所忽视。有些部位的活动性结核发病比较隐匿如骨结核、肾上腺结核等，因临床表现不典型，容易导致疾病的迁延。此患者以皮肤色素沉着，乏力纳差，体位性低血压为主要症状起病，ACI的诊断容易明确，但其病因的分析，因结核症状不典型，容易被忽视。患者入院后，通过T-Spot、胸部CT，腰椎MRI及血沉等实验室及辅助检查最终明确为肾上腺结核所致的ACI，并针对病因采取明确的治疗方案，最终避免了患者ACI的进一步加重。Addison病的激素替代是终身性的，并在应激情况下应加大激素的用量，及时来院就诊，所以一定要嘱咐患者持续治疗并加强监测，避免肾上腺危象的发生，同时应积极进行原发病因的干预和治疗。

（程晓芸）

参考文献

［1］ BETTERLE C, PRESOTTO F, FURMANIAK J. Epidemiology, pathogenesis, and diagnosis of Addison's disease in adults. J Endocrinol Invest, 2019, 42(12): 1407-1433.
［2］ LØVÅS K, HUSEBYE ES.Addison's disease.Lancet, 2005, 365(9476): 2058-2061.
［3］ Van Haren Noman S, Visser H, Muller AF, Limonard GJ. Addison's Disease Caused by Tuberculosis: Diagnostic and Therapeutic Difficulties. Eur J Case Rep Intern Med, 2018, 5(8): 000911.
［4］ BANCOS I, HAHNERS, TOMLINSON J, et al. Diagnosis and management of adrenal insufficiency. Lancet Diabetes Endocrinol, 2015, 3(3): 216-226.
［5］ CHARMANDARI E, NICOLAIDES NC, CHROUSOS GP. Adrenal insufficiency. Lancet, 2014, 383(9935): 2152-2167.
［6］ 王龙, 卢琳, 陆召麟, 陈适, 等, 原发性肾上腺皮质功能减退症的病因构成及临床特点. 中华医学杂志, 2020, 100(12).
［7］ 贾波, 陈朝晖, 赵军, 等. 2例肾上腺结核患者诊治体会. 现代泌尿外科杂志,

2018,23（5）: 399-400.

［ 8 ］ SARIN BC, SIBIA K, KUKREJA S.Study of adrenal function in patients with tuberculosis. Indian J Tuberc, 2018, 65(3): 241-245.

［ 9 ］ KELESTIMUR F. The endocrinology of adrenal tuberculosis: the effects of tuberculosis on the hypothalamo-pituitary-adrenal axis and adrenocortical function. J Endocrinol Invest, 2004 , 27(4): 380-386.

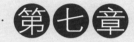

电解质紊乱疾病

18 以顽固性低钾血症为首发症状的异位 ACTH 综合征

张悠扬　林紫薇　柴尚玉　韩玉麒

背景资料

异位ACTH综合征（ectopic ACTH syndrome，EAS）是库欣综合征（Cushing syndrome，CS）的一种特殊类型，是由于垂体以外的肿瘤组织分泌过量有生物活性的促肾上腺皮质激素（ACTH），刺激肾上腺皮质增生，产生过量皮质类固醇引起的临床综合征。EAS发病率低，为$2/10^7 \sim 5/10^7$，可表现为乏力、色素沉着、水肿、高血压、低血钾、碱中毒等。

病 例 简 介

患者，男性，66岁，因"头晕乏力1周"于2017年9月入院治疗。患者入院前1天于外院就诊查血钾：2.2 mmol/L，血糖：13.2 mmol/L，血压：155/83 mmHg；予对症补钾治疗1天后复查血钾：1.9 mmol/L。为进一步诊治，收入院。既往史无殊，否认高血压、糖尿病病史。个人吸烟史40余年，约10支／天。

体格检查：身高 172 cm，体重 78.2 kg，体重指数（BMI）26.4 kg/m^2；精神可，一般情况好；呈向心性肥胖，无明显多血质面容，皮肤未见紫纹。

垂体增强MR：未见明显异常。

头颅CT：双侧基底节区腔隙性改变，轻度老年性脑改变。

表 18-1　患者实验室检查结果

项　　目	结　　果	参考值范围
糖、脂代谢		
糖化血红蛋白（%）	7.3	4.5% ～ 6.3%
空腹葡萄糖（mmol/L）	8.7	3.9 ～ 6.1
总胆固醇（mmol/L）	5.64	< 5.2
甘油三酯（mmol/L）	2.71	< 1.7
低密度脂蛋白（mmol/L）	3.86	0 ～ 3.34
肝肾功能	正常	
甲状腺功能		
游离 T_3（pmol/L）	2.39	2.8 ～ 6.3
游离 T_4（pmol/L）	11.73	10.5 ～ 24.4
总 T_3（nmol/L）	0.46	1.0 ～ 3.0
总 T_4（nmol/L）	42.4	55.5 ～ 161.3
促甲状腺激素（mIU/L）	0.19	0.38 ～ 4.34
抗体	阴性	阴性
性激素		
睾酮（nmol/L）	3.17	6.68 ～ 25.7
黄体生成素（IU/L）	3.57	1.7 ～ 8.6
卵泡刺激素（IU/L）	4.22	1.5 ～ 12.4
血气分析		
pH	7.519	7.35 ～ 7.45
HCO_3^-（mmol/L）	41.5	22 ～ 27

（续表）

项　目	结　果	参考值范围
剩余碱（mmol/L）	15.7	−2.7～2.5
醛固酮（pg/ml）	139.77	47～175
肾素（pg/ml）	6.06	4～38
NSE（ng/ml）	90.08	＜16.3
CA199（U/ml）	71.46	＜27
细胞角蛋白19片段（ng/ml）	12.05	＜3.3

表18-2　患者入院后3次血、尿电解质同步

日期	血电解质		血　气			尿电解质		
	血钾（mmol/L）	血钠（mmol/L）	血 pH	HCO_3^-（mmol/L）	剩余碱（mmol/L）	尿 pH	24 h 尿钾（mmol/L）	24 h 尿氯（mmol/L）
09−21	1.86	145	7.519	41.5	15.7	5.0	112	468
09−22	1.97	149	7.598	41.6	17.1	7.0	83	298
09−23	2.08	149	7.553	43.0	17.4	6.5	92	218

表18-3　患者入院后ACTH-皮质醇节律

	本　院			外　送		
	8：00	16：00	24：00	8：00	16：00	24：00
促肾上腺皮质激素（ACTH）（pg/ml）	512.65	430.11	375.09	532	501	458
皮质醇（μg/dl）	＞50	＞50	＞50	＞1 380	＞1 380	1 386

肾上腺增强CT：右侧肾上腺结合部、左侧肾上腺增粗。

胸部增强CT：左肺下叶恶性肿瘤性病变，累及左肺下叶支气管及左肺下叶动脉，伴纵隔及两肺门、左锁骨上窝多发淋巴结转移。

纵隔淋巴结穿刺细胞学检查：见异型细胞，倾向转移性低分化癌。

纵隔淋巴结穿刺组织学检查：酶标结果提示神经内分泌癌。

痰培养：肺炎克雷伯菌和白色假丝酵母菌。

全身骨显像：目前未发现明确肿瘤骨转移灶。

心电图：窦性心律，电轴不偏。

诊断：本例患者起病主要表现为顽固性低血钾，查血尿电解质同步提示患者为肾性失钾，且患者血气分析为代谢性碱中毒，同时，患者合并高血压（最高160/90 mmHg），进一步查醛固酮/肾素未见异常，而皮质醇、ACTH显著升高（因皮质醇升高明显，未进行小剂量地塞米松试验），排除药物、酗酒、严重肥胖、严重应激等其他因素，考虑低钾血症的病因为库欣综合征。遂进一步对库欣综合征进行定位诊断，8:00血ACTH大于20 pg/ml则考虑ACTH依赖性CS，患者的8:00的ACTH大于500 pg/ml，另肾上腺增强CT提示两侧肾上腺增粗，未见占位，即不考虑病变位于肾上腺；患者垂体磁共振未发现占位，大剂量地塞米松试验不能被抑制（抑制了33.65%），排除垂体病变；胸部增强CT提示恶性肿瘤性病变，酶标结果提示神经内分泌癌。诊断：左肺下叶神经内分泌癌cT4N3M1a-IVA期，异位ACTH综合征。

病 情 分 析

该患者入院后，对症治疗，氯化钾3 g，qd，静脉滴注补钾，同时予胰岛素降糖治疗。因血钾上升缓慢，加用螺内酯，40 mg口服，每天两次后,血钾有所回升。肿瘤已有转移,再行手术治疗,效果不佳,不建议手术治疗。血钾较低,化疗风险大,暂未行化疗。先予对症治疗,美替拉酮每日两次,待血钾水平进一步上升后再行化疗。考虑该患者的肿瘤本身恶性程度的病理性质,肺低分化癌恶性程度高,且肿瘤已有转移,不能手术根治治疗,化疗风险高,预后不佳。

治 疗 过 程

入院后静脉滴注补钾,每日 3 g,同时予胰岛素降糖治疗。第 4 天起加用口服螺内酯 40 mg, bid。患者血钾有缓慢上升,最高达 3.1 mmol/L。入院后血钾情况波动在 1.83 ～ 3.1 mmol/L,出院时血钾 2.83 mmol/L(图 18-1)。出院后至外院胸外科进一步评估,考虑患者肿瘤已有转移,不建议手术治疗;由于患者血钾较低,未行化疗。遂于 11 月 5 日起口服美替拉酮 250 mg, bid。

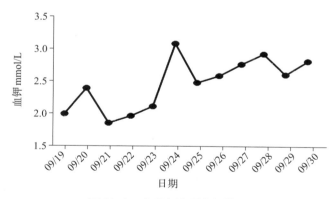

图 18-1　患者入院后血钾情况

11 月 7 日患者突发胸闷,来院急诊就诊,查血钾 3.6 mmol/L,血糖 3.6 mmol/L,C 反应蛋白 187.32 mg/L,白细胞 5.97×10^9/L;肝肾功能未见异常。11 月 8 日患者因呼吸衰竭死亡。

经验与体会

1. EAS的病因是什么

支气管类癌和小细胞肺癌是EAS的两个最常见原因,约占45%,其次为胸腺及胰腺肿瘤,各约占10%;临床中高度怀疑EAS应及时筛查胸部CT及气管镜检查以确定是否为胸部肿瘤致EAS。本例患者正是经胸部CT发现病变部位,病理确诊为EAS。

2. EAS的分类

EAS可分为显性EAS和隐性EAS,显性EAS肿瘤生长快,体积大,分泌ACTH多,影像学检查易发现肿瘤灶,双侧肾上腺增生明显,血皮质醇水平高。由于肿瘤自然病程短,主要表现为高皮质醇血症的临床症状,CS的表现不典型。隐性EAS肿瘤生长慢,体积小,恶性程度低,肿瘤自然病程长,CS表现典型,不容易被影像学检查发现。本例患者ACTH和皮质醇均显著增加,双侧肾上腺增生明显,表现为顽固的低钾血症、高血压和高血糖等高皮质醇血症的表现,却无CS的皮肤紫纹、色素沉着、多血质面容等表现,为显性EAS。

3. 异位ACTH综合征的治疗

治疗方面,如肿瘤定位明确,理想的是手术根治治疗,据报道根治性切除完全缓解率为83%;若无法确定异位肿瘤,双侧肾上腺全切加激素替代治疗是一种有效方法。如肿瘤已发生远处转移时则需用化疗以提高患者存活率,或可以药物阻断皮质醇合成,并同时对症治疗及纠正低钾血症等生化紊乱。本例患者肿瘤定位明确,但肿瘤分期: cT4N3M1a-IVA期,有广泛转移,已经失去手术根治机会。且患者血钾极低,化疗风险大,考虑对症支持治疗、药物治疗提高血钾水平后进一步化疗。

适当的药物治疗可以及时纠正高皮质醇血症,以减小化疗的细胞毒性抑制骨髓,皮质醇合成抑制剂能快速控制高皮质醇血症带来的有害影响。美替拉酮是皮质醇合成抑制剂的一种,其主要作用是抑制肾上腺皮质 11-β 羟化酶,从而抑制皮质醇的生物合成。大型临床研究(共纳入 195 例 CS 患者)证实美替拉酮治疗 CS 安全有效,对于 EAS 患者的症状缓解率为 77%,头晕、低血压及生化指标改变是最常见的不良反应,也是患者中断治疗的最主要原因。EAS 患者美替拉酮治疗的起始日剂量为 $500 \sim 2\,000$ mg,该例患者予美替拉酮 250 mg,bid 治疗,2 天后患者血钾上升到 3.6 mmol/L,为患病以来最好水平,提示美替拉酮治疗有效。

4. EAS 的预后

EAS 患者的预后受到肿瘤组织学和高皮质醇血症的严重程度的影响,它们都会影响死亡率和发病率。支气管肺类癌所致 EAS 预后最佳,5 年生存期可高达 90%;小细胞肺癌和胸腺类癌的预后最差,小细胞肺癌引起的异位 ACTH 综合征存活时间为 2 周~ 6 个月。胸腺类癌发展快,易转移,预后较之肺与支气管来源的类癌更差。生存分析显示肿瘤组织学和存在非淋巴结转移是最重要的总体生存率预测因子,81% 的患者因肿瘤转移而死亡;能迅速有效控制的高皮质醇血症的 EAS 患者存活时间更长,高皮质醇血症与感染,胰腺炎,腹膜炎伴穿孔,脑膜炎,肺栓塞等并发症有关,这些也是导致死亡的原因,这强调了快速控制高皮质醇血症及其预防并发症的必要性。

5. 本例患者的死亡原因

患者确诊后第 39 天因呼吸衰竭死亡,分析其死亡原因:① 主要考虑患者肿瘤本身的病理性质,肺低分化癌恶性程度高;② 患者痰培养提示有肺炎克雷伯菌和白色假丝酵母菌,可能是由于高皮质醇血症引起的继发真菌、细菌感染;③ 低钾血症,低钾常常是显性 EAS 患者死亡的直接原因。

小　　结

　　EAS是CS的一种特殊类型,发病率较低,临床表现也多样化,故诊断上难度较大。根据肿瘤的恶性程度可分为显性和隐形,病程也不尽相同。显性肿瘤生长较快,病程较短,临床上多不伴有库欣综合征典型表现,而以低血钾,高血压,肌无力等症状为主。隐形肿瘤生成速度较缓慢,临床上可见水牛背,满月脸,紫纹等表现。本例患者以顽固性低钾血症伴乏力为主要症状,同时合并高血压,继而查皮质醇明显升高,高度提示EAS。但发现时已发生转移,错失手术机会,故当临床上出现以顽固性低钾血症为症状的患者时,应及时考虑是否可以排除EAS,及早诊断治疗。

专家述评

　　EAS发病率低,在临床上罕见,但是预后差,应该重视。该例患者以顽固性低钾血症为主要临床表现,高皮质醇血症的表现不明显,经胸部CT发现肿瘤,行支气管镜确诊为EAS。但该确诊时患者已是肿瘤晚期,失去手术机会,最终遗憾病逝。但该例患者使用美替拉酮后血钾有大幅度提升,提示该药对EAS有效。故一方面临床上要提高医生的诊断水平,尽早诊断,进行治疗,另一方面还应该对患者进行宣教,及时就诊,以争取尽量延长患者寿命。

（盛　辉）

参考文献

［1］ LACROIX A, FEELDERS RA, STRATAKIS CA, et al. Cushing's syndrome, Lancet, 2015, 386(9996): 913-927.

［2］ ALEXANDRAKI KI, GROSSMAN AB. The ectopic ACTH syndrome. Rev Endocr Metab Disord, 2010, 11(2): 117-126.

［3］ 中国垂体腺瘤协作组. 中国库欣病诊治专家共识（2015）. 中华医学杂志, 2016 （11）: 835-840.

［4］ 宁光, 异位ACTH综合征研究进展. 中国实用内科杂志, 2006（22）: 1757-1759.

［5］ EJAZ S, VASSILOPOULOU-SELLIN R, BUSAIDY NL, et al. Cushing syndrome secondary to ectopic adrenocorticotropic hormone secretion: the University of Texas MD Anderson Cancer Center Experience. Cancer, 2011, 117(19): 4381-4389.

［6］ 牛晓婷等. 胸部肿瘤致异位ACTH综合征6例分析. 疑难病杂志, 2013（10）: 759-760.

［7］ 中华医学会内分泌学分会. 库欣综合征专家共识（2011年）. 中华内分泌代谢杂志, 2012（2）: 96-102.

［8］ ISIDORI AM, KALTSAS GA, POZZA C, et al. The ectopic adrenocorticotropin syndrome: clinical features, diagnosis, management, and long-term follow-up. J Clin Endocrinol Metab, 2006, 91(2): 371-377.

［9］ 严维刚, 李汉忠, 夏溟, 等. 异位ACTH综合征32例诊断和疗效观察. 中华外科杂志, 2004（10）: 283-586.

［10］ MORRIS D, GROSSMAN A. The medical management of Cushing's syndrome. Ann N Y Acad Sci, 2002, 970: 119-133.

［11］ DANIEL E, AYLWIN S, MUSTAFA O, et al. Effectiveness of metyrapone in treating Cushing's syndrome: A retrospective multicenter study in 195 patients. J Clin Endocrinol, Metab, 2015, 100(11): 4146-4154.

［12］ ZHANG HY, ZHAO J. Ectopic Cushing syndrome in small cell lung cancer: A case report and literature review. Thorac Cancer, 2017, 8(2): 114-117.

19 严重腹泻致抗利尿激素分泌失调综合征

宋科秀　陈　铭　杨绍玲　李　楠　孙　航　王吉影

背景资料

抗利尿激素分泌失调综合征（syndrome of inappropriate antidiuretic hormone secretion，SIADH）是指各种原因引起的内源性抗利尿激素（ADH）分泌异常增多或肾脏对ADH异常敏感引起体内水分潴留、稀释性低血钠及尿钠和尿渗透压升高等临床综合征，是一种较为少见且易被忽视的临床综合征。

本病最初在支气管肺癌患者中出现，于1957年由Schwartz等首先报道，随后国内外均出现大量关于SIADH的报道。SIADH起病较为隐匿，多继发于肿瘤、颅脑疾病等，但对于腹泻所致脱水等少见病因，易被原发病的病情所掩盖，极易造成误诊漏诊。

病 例 简 介

患者，男性，22岁，以"腹泻后血钠偏低1周余"于2015年3月来诊。

患者1周前因食用不洁食物出现严重腹泻，为水样泻，急诊就诊时血压70/50 mmHg，神志恍惚，经积极补液抗炎治疗血压迅速回升至100 ～ 130/70 ～ 80 mmHg，神志转清，次日即可进食（腹泻除外霍乱及菌痢）。入院时血钠130 mmol/L，血压正常后复查血钠为115 mmol/L，遂补充3%氯化钠，每日6 ～ 8 g。3天后复查，血钠118 mmol/L，患者无口渴，无浮肿，自觉轻度乏力，可正常进食，食量略偏少，大便略稀，1～2次/天，尿量正常。继续口服补钠（NaCl）3天，6～8 g/天，复查血钠120 mmol/L。因血钠未能有效提升，遂就诊内分泌科。来诊时除略感疲劳外无明显不适主诉，神志清楚，对答切题，饮食正常，二便正常。

体格检查：血压120/70 mmHg，体温、脉搏、呼吸频率正常。皮肤弹性正常，黏膜无干燥，甲状腺质软、无肿大，心肺听诊无异常，腹软，无压痛，肝脾肋下未触及。四肢肌力正常。

实验室检查：见表19-1。

表19-1　患者实验室检查结果

项　目	结　果	正　常　值
谷丙转氨酶（ALT）	121、80、23	< 45 U/L
肌酐（Cr）	35、42、46	45～84 μmol/L
血尿素氮（BUN）	1.5、1.6、2.0	1.8～7.1 mmol/L
血钾（K）	4.0、4.0、3.5、4.4、3.7、4.5、4.6、4.3	3.5～5.0 mmol/L
血钠（Na）	121、123、115、118、限水后135、饮水后127、限水后138	135～145 mmol/L
血氯（Cl）	90、91、86、94、96、89、94、92	96～108 mmol/L
血钙（Ca）	2.01、2.46	2.15～2.55 mmol/L
血磷（P）	0.95、0.88	0.96～1.62 mmol/L
同步血尿电解质　血	Na-124　　K-3.78	Na：135～145 mmol/L　K：3.5～5.0 mmol/L

（续表）

项　目	结　果	正　常　值
同步血尿电解质　尿	Na-365.75	Na: 4 ～ 125 mmol/24 h
	K-28.3	K: 25 ～ 125 mmol/24 h
醛固酮（卧位）	209	98 ～ 275 pg/ml
促肾上腺皮质激素（ACTH）（8AM）	10	9 ～ 41 pg/ml
皮质醇（8AM）	8.8	2.5 ～ 25 μg/dl
TT_4	105	54 ～ 174 nmol/L
促甲状腺激素（TSH）	1.5	0.35 ～ 5.5 mU/L
卵泡刺激素（FSH）	3.2	1.5 ～ 12.4 IU/L
黄体生成素（LH）	3.23	1.7 ～ 8.6 IU/L
泌乳素（PRL）	12.63	5 ～ 23 ng/ml

辅助检查：心电图、胸片、腹部超声均正常。

诊断：SIADH。

病 情 分 析

患者以低钠为主要临床问题，且经过常规补液补钠未见疗效。常规检查包括血、尿同步电解质，皮质醇、醛固酮、甲状腺激素、垂体相关激素及影像学检查等，可排除皮质醇功能减退症、甲状腺功能减退症、严重肝肾功能异常、肿瘤、免疫风湿性疾病等。因患者为年轻男性，既往体健，因此高度怀疑SIADH。并经限水治疗后获得预期效果，因此进一步明确诊断为SIADH。

治 疗 过 程

嘱患者限水,每日摄入量 < 800 ml,补充盐胶囊 2 ～ 3 g/ 天。限水 2 天后复查血钠:135 mmol/L,进一步支持 SIADH 诊断。继续限水至血钠稳定后逐渐开放饮水量。期间患者未遵医嘱,自行大量饮水,次日复查血钠即明显下降(127 mmol/L);持续限水 1 周后逐渐开放饮水量,血钠持续平稳。

随 访

随访 3 个月,血钠稳定。多次复查血钠 135 ～ 145 mmol/L,患者无不适主诉。

经验与体会

1. SIADH 的病因有哪些

SIADH 为临床较为少见、极易被忽略的临床综合征。是由各种因素导致下丘脑渗透压感受器对血浆渗透压不敏感或下丘脑丧失低渗血容量的反馈抑制而异常兴奋,造成 ADH 分泌过多,肾小管回吸收水分增加,肾排水量下降,尿钠升高,引发稀释性低钠血症。

常见的病因包括:恶性肿瘤,最多见者为燕麦细胞癌;肺部感染;颅脑损伤、炎症;某些药物,如环磷酰胺、卡马西平等。近年研究还发现,肾小管 V2 受体基因突变也可导致 SIADH,被称为 "nephrogenic SIAD"(NSIAD)。SIADH 的临床表现为:倦怠、软弱无力、严重者可为嗜睡、甚至精神错乱;血钠低而尿钠升高,多数无水肿。

从 1979 年至 2015 年,国内共报道该病例 130 余例。从文献报道所示:引起 SIADH 最常见的原因为颅脑病变,占 75%(96/128),具体病因见表 19-2。

表19-2　文献总结SIADH病因

疾　　病	例　　数
颅脑外伤 + 蛛网膜下腔出血	90
颅咽管瘤切除术后	6
重症肺炎	10
COPD	12
肺癌	2
开胸手术	3
造血干细胞移植后	1
硼替佐米治疗MM	2
有机磷中毒	1
肝性血卟啉病	1
总计	128

2. SIADH的诊断标准是什么

表19-3　SIADH诊断标准

条　件	标　　准
主要条件	血渗透压降低 < 275 mosm/kg
	同时尿渗透压升高 > 100 mosm/kg
	尿钠排出增多 > 40 mmol/L
	血容量正常
	甲状腺功能和肾上腺功能无异常
	近期未使用利尿剂

（续表）

条 件	标 准
	血尿酸降低 < 4 mg/dl
	血尿素氮（BUN）降低 < 10 mg/dl
	钠排泄分数 > 1%；尿素排泄分数 > 55%
附加条件	2升生理盐水输入不能纠正低钠血症
	限水后可纠正低钠血症
	水负荷异常
	血抗利尿激素（ADH）水平高（因血浆 ADH 波动较大，ADH 指标仅作诊断参考）

3. SIADH 的规范治疗措施有哪些

SIADH 的治疗包括：① 限水，每日 < 800 ml；② 补充氯化钠；如3%氯化钠以 1 ～ 2 ml/kg/h 补充；③ 低钠血症早期，可酌情选用氟氢可的松，增加水的排出；④ 地美环素和锂制剂因不良反应较大，目前已鲜有使用；⑤ 口服尿素（15 ～ 60 g/d）为一种安全、简便的方法，可用于儿童；⑥ 尽早使用糖皮质激素也是预防、治疗低钠血症的重要措施；⑦ ADH 受体拮抗剂。

4. ADH 受体拮抗剂药物有哪些

目前临床应用的 ADH 受体拮抗剂包括 conivaptan（盐酸考尼伐坦）、satavaptan、tolvaptan（托伐普坦）和 lixivaptan。用于低钠血症治疗为静脉使用的盐酸考尼伐坦和口服片剂托伐普坦。

盐酸考尼伐坦，2005年 FDA 批准可用于低钠血症的治疗。为精氨酸加压素（AVP）V1a 和 V2 受体的一种非肽类双重抑制剂，可用于治疗神经外科手术期间出现的低钠血症。常规用法为首次剂量20 mg 静推，以 20 mg 或 40 mg 维持24 h，可连续使用不超过4天。

托伐普坦,血管升压素V2受体拮抗药,美国FDA于2009年5月批准可用于高容或等容性低钠血症伴心力衰竭、肝硬化、ADH分泌异常综合征。常规用法为15 mg, qd。可酌情增至30～90 mg/天。托伐普坦的安全性和有效性已有循证医学证据支持。

5. 治疗SIADH时如何补钠

较为安全有效的用法为以1～2 ml/(kg·h)输注3%氯化钠,每2 h监测1次血钠,使血钠以0.5 mmol/(L·h)提升。为防止发生脱髓鞘病变,血钠的提升速度应<2 mmol/(L·h),或12 mmol/(L·d);在第1个24 h内钠的提升应<8 mmol/L。

对于病情严重或昏迷患者,可短期适当增加补钠速度至4 ml/(kg·h)。对于糖尿病及长期饮酒者,因更易于发生脱髓鞘病变,钠的提升速度应适当放缓。

为防止钠的提升速度过快或矫枉过正,去氨加压素也可酌情使用。

小　　结

患者以"腹泻后血钠偏低"为主诉入院。患者入院1周前曾因不洁食物出现严重腹泻,至血压降低,经积极补液后病情平稳。但出现持续血钠偏低:115～120 mmol/L,补钠后效果不明显。经完善检查,排除相关疾病后,考虑"SIADH"。给予限水治疗,血钠迅速上升,持续稳定。患者恢复良好。

专家述评

SIADH为低钠血症的病因之一,多数易发生于颅脑和肺部严重疾患情况下。易被临床忽视。严重腹泻所致SIADH

国内尚未见报道。分析其原因为：急性脱水所致升压/保水激素大量分泌，以致矫枉过正，出现低钠血症。但这一表现并非发生于所有腹泻脱水患者中，可能与脱水的速度、程度，以及患者对抗失液的反应能力有关。

限水为其最有效和廉价的治疗手段，如诊断失误大量补液往往会适得其反。而腹泻或呕吐所致脱水为SIADH的少见病因，临床上更易被忽略。且往往因腹泻呕吐加大补液剂量而加重低钠血症，甚至昏迷，导致严重后果。

本病例的成功之处在于诊断及时，措施得当，使得在纠正腹泻后未发生进一步的矫枉过正，值得为临床医生借鉴。

（李　虹）

参考文献

［1］LEVTCHENKO EN, MONNENS LA. Nephrogenic, syndrome of inappropriate antidiuresis. Nephrol Dial Transplant, 2010, 25: 2839-2843.

［2］SCHWARTZ WB, BENNETT W, CURELOP S, et al. A syndrome of renal sodium loss and hyponatremia probably resulting from inappropriate secretion of antidiuretic hormone. Am J Med, 1957, 23: 529-542.

［3］ESPOSITO P, PIOTTI G, BIANZINA S, et al. The syndrome of inappropriate antidiuresis: pathophysiology, clinical management and new therapeutic options. Nephron Clin Pract, 2011, 119: c62-c73.

［4］RABINSTEIN AA, BRUDER N. Management of hyponatremia and volume contraction. Neurocrit Care, 2011, 15: 354-360.

［5］POTTS MB, DEGIACOMO AF, DERAGOPIAN L, et al. Use of intravenous conivaptan in neurosurgical patients with hyponatremia from syndrome of inappropriate antidiuretic hormone secretion. Neurosurgery, 2011, 69: 268-273.

［6］VELEZ JC, DOPSON SJ, SANDERS DS, et al. Intravenous conivaptan for the treatment of hyponatremia caused by the syndrome of inappropriate secretion of antidiuretic hormone in hospitalized patients: a single center experience. Nephrol Dial Transplant, 2010, 25: 1524-1531.

［7］ZMILY HD, DAIFALLAH S, GHALI JK. Tolvaptan, hyponatremia, and heart failure. Int J Nephrol Renovasc Dis, 2011, 4: 57-71.

[8] NEMEROVSKI C, HUTCHINSON DJ. Treatment of hypervolemic or euvolemic hyponatremia associated with heart failure, cirrhosis, or the syndrome of inappropriate antidiuretic hormone with tolvaptan: a clinical review. Clin Ther, 2010, 32: 1015-1032.

[9] WONG F, BLEI AT, BLENDIS LM, et al. A vasopressin receptor antagonist (VPA-985) improves serum sodium concentration in patients with hyponatremia: a multicenter, randomized, placebo-controlled trial. Hepatology, 2003, 37: 182-191.

[10] BERL T, QUITTNAT-PELLETIER F, VERBALIS JG, et al. Saltwater investigators: Oral tolvaptan is safe and effective in chronic hyponatremia. J Am Soc Nephrol, 2010, 21: 705-712.

20 家族性低钾低镁血症患者临床特点及基因突变分析

祝 洁 袁晓岚 张曼娜 周姣姣

背景资料

家族性低钾低镁血症，即Gitelman综合征（Gitelman syndrome，GS）是一种常染色体隐性遗传的肾小管疾病，由Gitelman在1966年首次报道。其临床症状常表现为低血钾、低血镁、低尿钙及低氯性代谢性碱中毒，其血压通常正常，该病患病率约为1∶40 000。GS的主要致病基因为SLC12A3和编码噻嗪类利尿剂敏感的钠氯共转运子（NCCT）基因。亦有报道称编码肾小管基底膜氯离子通道的基因（CLCNKB）突变亦可致GS。

病 例 简 介

患者1，女性，46岁，因"反复四肢麻木乏力7年"于2012年7月入院。患者7年前无明显诱因下出现四肢麻木，病发时全身无力，就诊当地医院测血钾0.96 mmol/L，静脉补钾后好转。出院后持续给予氯化钾口服治疗，期间仍反复发作四肢乏力，多次测血钾偏低，静脉补钾后症状好转。患者发育正常，月经周期规律，育有1子，家族中无类似疾病史，否认近亲结婚史。

患者2，男性，49岁，因"全身易疲乏无力15年余，发现血钾低2年"于2014年4月入院。患者15年前起无明显诱因下出现易疲乏无力，未予重视。2年前因意外烫伤于外院住院治疗，期间查血钾为2.3 mmol/L,予对症补钾好转出院,后多次查血钾均低于正常水平,经补钾后好转。患者既往痛风病史1年,未予治疗。家族中无类似疾病史,否认近亲结婚史。

患者3,男性,63岁,因"反复四肢乏力10余年,加重1月余"于2015年1月入院。患者10余年前无明显诱因下出现四肢乏力,当地医院就诊,查血钾低(具体值不详),予补钾后好转。出院后患者仍多次测血钾降低。近1个月来,患者四肢乏力加重来诊,查电解质:血钾2.0 mmol/L,血钠139 mmol/L,血氯91 mmol/L。患者既往有糖尿病病史8年,服用阿卡波糖50 mg, tid 降糖治疗,血糖控制可;痛风病史数十年,不规则服用立加利仙、痛风定。否认其他药物史。家族中无类似疾病史,否认近亲结婚史。

体格检查

患者1:血压120/85 mmHg,身高150 cm,体重56 kg,体重指数(BMI)24.89 kg/m^2。生命体征平稳,心肺听诊无殊,肝脾肋下未及,四肢肌力4级,腱反射正常,病理征阴性。

患者2:血压120/85 mmHg,身高172 cm,体重87 kg,BMI 29.40 kg/m^2。生命体征平稳,心肺听诊无殊,肝脾肋下未及,四肢肌力肌张力正常,腱反射正常,病理征阴性。

患者3:血压140/80 mmHg。身高174 cm,体重63.6 kg,BMI 21.01 kg/m^2,四肢肌力正常,生理反射存在,病理反射未引出。

实验室检查

3例患者三大常规、凝血功能、红细胞沉降率(ESR)及心肌标志物、肝肾功能、血脂均正常。患者1和患者2入院后行口服葡萄糖耐量试验(OGTT)均提示糖耐量受损,胰岛素释放试验提示胰岛素分泌高峰延迟。患者3既往有糖尿病及痛风病史,目前胰岛功能提示基础胰岛素分泌正常,胰岛素分泌高峰延迟;尿酸明显升高。3例患者血电解质、24 h尿生化及血气分析均提示肾性失钾、低血镁、低尿钙、低氯性代谢性碱中毒,具体数值见表20-1。

激素测定:3例患者的甲状腺功能、甲状旁腺功能、肾上腺皮质激素、生长激素、性激素均正常,小剂量地塞米松抑制试验均可被抑制。患者1的肾素略升高(1.22 ng/ml,参考值:0.14 ～ 1.10 ng/ml),血管紧张素Ⅱ正常(48.78 pg/ml,参考值:28 ～ 52 pg/ml),醛固酮轻度增高(卧位:177.0 pg/ml,参考值:45 ～ 17 pg/ml;立位:183.0 pg/ml,参考值:98 ～ 275 pg/ml)。患者2的肾素增高(卧位:48.17 pg/ml,立位:56.24 pg/ml,参考值:4 ～ 38 pg/ml),血管紧张素Ⅱ正常(卧位:128.52 pg/ml,立位:137.1 pg/ml,参考值:25 ～ 252 pg/ml),醛固酮正常高值(卧位:149.53 pg/ml,参考值:10 ～ 160 pg/ml;立位:156.59 pg/ml;参考值:40 ～ 310 pg/ml)。患者3的血肾素(卧位:15.63 pg/ml,立位:29.85 pg/ml)、血管紧张素Ⅱ(卧位:138.87 pg/ml)及醛固酮(卧位:120.46 pg/ml,立位:173.57 pg/ml)均正常。

肾上腺增强CT:患者1及患者2两侧肾上腺未见明确占位征象,患者3左侧肾上腺可疑结节灶,考虑腺瘤可能。

垂体MRI:3例患者均未见异常。

心电图:患者1 ST段压低,T波低平;患者2窦性心律,T波低平;患者3正常心电图。

基因检测:筛查*SLC12A3*基因:患者2于23号外显子存在1个可疑突变位点改变p. L891V,2号外显子出现1个多态位点p.A122A;患者1和3未发现突变及多态位点。筛查*CLCNKB*基因:发现患者1存在7个多态位点,患者2出现14个多态位点,患者3出现12个多态位点,既往均有报道(http://www.ncbi.nlm.nih.gov/snp/),未发现突变位点(表20-2)。

取50例无血缘关系的正常人中进行突变位点筛查作为对照,均未发现23号外显子p.L891V的改变,故可明确p.L891V为基因

表20-1 患者血电解质、24 h尿电解质及血气分析情况

患者	血钾（mmol/L）	血钠（mmol/L）	血氯（mmol/L）	血钙（mmol/L）	血磷（mmol/L）	血镁（mmol/L）	剩余碱（mmol/L）	pH
1	2.94	143	94	2.41	1.24	0.50	5.4	7.439
2	3.11	138	89	2.30	1.28	0.73	6.1	7.463
3	3.01	145	95	2.48	1.21	0.66	7.6	7.440
正常值	3.5~5.2	136~145	96~108	2.15~2.55	0.87~1.45	0.8~1.2	-2.7~2.5	7.35~7.45

患者	尿钾（mmol/24 h）	尿钠（mmol/24 h）	尿氯（mmol/24 h）	尿钙（mmol/24 h）	尿磷（mmol/24 h）	尿镁（mmol/24 h）	HCO_3^-（mmol/L）	PCO_2（mmHg）
1	60.01	190.4	166.6	0.24	23.15	2.99	30.0	45.0
2	66.09	188.5	172.9	1.39	21.67	4.86	30.4	43.0
3	103.15	224.0	217.0	2.17	36.44	8.51	33.1	49.5
正常值	25~125	4~125	110~125	2.5~7.5	<32.3	~	22~27	35~45

表20-2　3例患者 *CLCNKB* 基因编码区的多态性位点改变

外显子	碱基改变	氨基酸改变	患者1	患者2	患者3
2	G > T	R27L	杂合	纯合	纯合
4	A > G	S108S	—	纯合	纯合
5	G > C	G164G	—	纯合	纯合
7	CA > GC	A214G	—	纯合	纯合
7	C > G	A214G	杂合	—	—
9	C > T	A287V	杂合	纯合	纯合
10	T > C	C292C	—	纯合	纯合
14	T > C	I447T	—	杂合	—
16	GC > AT	R544H	—	杂合	杂合
16	G > A	R544H	杂合	—	—
16	T > C	M562T	杂合	纯合	纯合
16	A > G	P563P	—	杂合	杂合
16	G > A	A577T	杂合	杂合	杂合
16	A > G	K578E	杂合	纯合	纯合
16	C > T	L581L	—	杂合	杂合
20	C > T	A685A	—	纯合	—

突变,而非基因多态性改变(图20-1)。

病　情　分　析

本文3例患者均为成年发病,最初仅表现为反复四肢疲乏

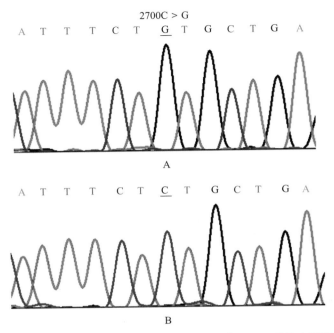

图20-1 患者2 *SLC12A3* 基因c.2700C > G（p.L891V）位点测序图

A. 2700C > G 突变型；B. 野生型

无力，低血钾，于当地医院对症补钾处理后并未予以进一步详细检查，来院就诊时患者均有低血钾、低血镁、低氯性代谢性碱中毒，且24 h尿电解质提示存在明显低尿钙的表现，考虑诊断：GS。

对本文3例患者进行*SLC12A3*基因筛查，仅患者2发现23号外显子p.L891V突变。有报道称，在少数GS患者中可携带*CLCNKB*基因突变，建议当GS患者没有检测出*SLC12A3*基因突变时，应该进一步对其进行*CLCNKB*基因的检测。因此，继续筛查3例患者的*CLCNKB*基因外显子部分，但并未发现突变，仅发现多个多态性位点。

治疗过程及预后

予氯化钾、门冬氨酸钾镁、螺内酯口服,电解质基本维持正常。

经 验 与 体 会

1. GS 的概况

GS 又称为家族性低钾-低镁血症,是以代谢性碱中毒以及显著的低血镁和低尿钙为特征的疾病,为最常见的肾小管遗传性疾病之一。在大多数的临床病例中,6岁之前很少出现临床症状,常在青春期或成人期才能被诊断出来。一般的临床症状有肌无力、手足搐搦,有时还伴有腹痛、呕吐、发热等症状。有些患者除了在成人期出现软骨钙质沉着病,出现关节红肿热痛外几乎没有任何其他症状。

2. GS 的鉴别诊断

临床上,常需与以下引起低钾血症的疾病进行鉴别诊断:① 原发性醛固酮增多症,常表现为高血压低血钾,实验室检查示高醛固酮、低肾素,伴有肾上腺占位的改变,本文3例患者血压正常,且醛固酮正常或偏高值,肾素水平稍增高,不符合原发性醛固酮增多症高醛固酮低肾素的临床表现,故可排除;② 肾小管酸中毒,常表现为高氯性代谢性酸中毒,反常性碱性尿,本文3例患者尽管存在肾性失钾,但患者血气分析表现为低氯代谢性碱中毒,且患者肾功能正常,无高尿钙及肾结石等表现,故不考虑该病;③ 皮质醇增多症,常表现为满月脸、多血质外貌、向心性肥胖、痤疮、紫纹、高血压等特异性症状,而本文3例患者均无以上表现,血尿皮质醇及ACTH节律基本正常,垂体MRI及肾上腺CT均无明确占位,故可排除。

还需注意的是,临床上GS的诊断不易与Ⅲ型巴特(Bartter)综合征进行鉴别,两者均为常染色体隐性遗传病,表现为血压正常性低血钾及低血氯,但GS患者病情较轻,多数诊断时已是成年,而Ⅲ型Bartter综合征多在新生儿期发病。此外,低尿钙和低血镁是GS区别于Ⅲ型Batter综合征的特征性表现。本文3例患者均为成人起病,且存在低血镁、低尿钙,故考虑诊断为GS。

3. 无法根据临床表现及实验室检查明确诊断GS时如何进一步鉴别

但是在GS的早期,血镁也可能是正常的,这种情况下,无法根据临床表现及实验室检查明确鉴别诊断。因此,基因诊断是一种重要且可行的鉴别方法。GS是常染色体隐性遗传病,大部分为 *SLC12A3* 基因突变所,该基因编码肾脏中对噻嗪类敏感的钠离子共转运蛋白NCCT(该蛋白由1 021个氨基酸组成),目前已发现有190多种不同的 *SLC12A3* 基因突变。人群中杂合子的携带率可达1%～6.4%,国内关GS的报道自2002年以来也逐年增多,较常见的突变位点有T60M、R928C,是否为热点突变还有待更多病例证实。

4. GS基因检测并未发现突变位点的原因

基因检测并未发现突变位点的现象,既往研究也有类似报道,其可能原因为:① 突变位点位于没有进行测序分析的 *SLC12A3* 或 *CLCNKB* 的调节序列,如5′或3′非翻译区,或内含子的深部;② 包含1个或多个外显子的基因片段重排,难以通过单个外显子分析的方法确定;③ 基因的表达和功能可能受到后天修饰等因素的影响;④ 可能是其他未知基因的共同作用,据报道,40%左右的GS患者仅发现1个突变位点。因此,患者是否存在2个基因启动子区或其他基因突变导致GS的可能,还有待进一步研究。

5. GS的治疗

目前,GS尚无法治愈,但预后是良好的。常可通过补钾药物或者应用保钾利尿剂纠正低钾血症和代谢紊乱,缓解临床症状。对于某些严重的 GS 患者,给予足量的镁及钾可以纠正其生长及青春期的延迟。同时,GS 治疗还需要补充镁,持续补镁效果较好。

小　结

　　3 例患者均以"下肢乏力"为突出症状,无高血压,均存在低钾、低镁、低尿钙、高醛固酮等典型表现。明确诊断为 GS。并对 3 例患者进行 *SLC12A3* 基因筛查,发现患者 223 号外显子 p.L891V 突变。

专家述评

　　GS 的临床表现变化很大,取决于年龄,症状的严重程度和生化异常。患者通常无症状或表现为非特异性疲劳和全身不适等症状,部分患者可能会出现肌肉痉挛。首诊时多伴有低钾血症,因此需与原发性醛固酮增多症、肾小管酸中毒及库欣综合征与类库欣综合征相鉴别。GS 为常染色体隐性遗传性疾病,亦是最常见的遗传性肾小管病之一。其发病机制是由于编码肾远曲小管上皮细胞上的噻嗪类敏感性的钠/氯协同转运体(TSC)基因(*SLC12A3*)突变所致。在 GS 中,通常伴有 TRPM6 Mg 通道的表达降低,因此远曲小管和十二指肠中这些通道的下调可能导致低镁血症的发生。

　　本文 3 例患者均为成年发病,且有低血钾、低血镁、低氯性代谢性碱中毒伴明显低尿钙的典型 GS 的临床表现,故临床诊断并不困难。但在进一步行 *SLC12A3* 基因筛查时发现,仅 1 例存在 23 号外显子 p.L891V 突变,其他 2 例患者只发现多个多态性位点。这3例患者的病例总结给予的启示是：有少数患者虽临床确诊为GS，却存在常见致病基因未发现的突变位点的可能，由于所收集的病例数有限，虽然观察到这一现象，却不能完全得出此结论，还有待进一步扩大样本数量及确凿的研究证据以证实。

（程晓芸）

参考文献

[1] GITELMAN HJ, GRAHAM JB, WELT LG. A new familial disorder characterized by hypokalemia and hypomagnesemia. Trans Assoc Am Physicians, 1966, 79: 221-235.

[2] SIMON DB, NELSON-WILLIAMS C, BIA MJ, et al. Gitelman's variant of Bartter's syndrome, inherited hypokalaemic alkalosis, is caused by mutations in the thiazide-sensitive Na-Cl cotransporter. Nat Genet, 1996, 12(1): 24-30.

[3] KNOERS NV, LEVTCHENKO EN. Gitelman syndrome. Orphanet J Rare Dis, 2008, 3: 22.

[4] GUTIERREZ M, SILVERI F, BERTOLAZZI C, et al. Gitelman syndrome associated with chondrocalcinosis: description of two cases. Reumatismo, 62(1): 60-64.

[5] 宁光，周薇薇，陈家伦. 库欣综合征. 临床内分泌学. 上海：上海科学技术出版社，2013, 533-542.

[6] VANTYGHEM MC, DOUILLARD C, BINAUT R, et al. Bartter's syndromes. Ann Endocrinol(Paris), 1999, 60(6): 465-472.

[7] VARGAS-POUSSOU R, DAHAN K, KAHILA D, et al. Spectrum of mutations in Gitelman syndrome. J Am Soc Nephrol, 2011, 22 (4): 693-703.

[8] The Human Gene Mutation Database at the Institute of Medical Genetics in Cardiff. http: // www. hgmd. cf. ac. uk.

[9] HSU YJ, YANG SS, CHU NF, et al. Heterozygous mutations of the sodium chloride cotransporter in Chinese children: prevalence and association with blood pressure. Nephrol Dial Transplant, 2009, 24(4): 1170-1175.

[10] BALAVOINE AS, BATAILLE P, VANHILLE P, et al. Phenotype-genotype correlation and follow-up in adult patients with hypokalaemia of renal origin suggesting Gitelman syndrome. Eur J Endocrinol, 2011, 165 (4): 665-673.

[11] LIN SH, SHIANG JC, HUANG CC, et al. Phenotype and genotype analysis in Chinese patients with Gitelman's syndrome. J Clin Endocrinol Metab, 2005, 90(5): 2500-2507.

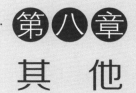

第八章

其　他

21　铟中毒致肺及多脏器损害

杨绍玲　李玉雯　罗伊丽　陈　铭　李　楠

朱　冰　杨　篷

背景资料

铟是一种ⅢA族银白色软金属。自20世纪90年代以来，由于含铟材料在电子制造业广泛应用，铟接触所致的职业危害也在不断增加。然而国内外对铟中毒的相关研究甚少。截至2015年，关于铟接触致肺损害的公开报道仅有13例。

病　例　简　介

患者，男性，34岁，以"活动后胸闷气急伴全身水肿20天余"于2015年1月入院。

患者入院前20天出现活动后胸闷气急，伴咳嗽，无痰，无胸痛，自服"感冒药"后症状无缓解且出现进行性全身浮肿，夜间不能平卧，体重增加超过10 kg。病程中否认发热（未测体温），有头部发胀、恶心，曾有呕吐胃内容物数次（非喷射性），伴腹胀，无黑矇晕厥，无视物模糊或复视，食欲不佳，二便基本正常。近5年连续从事铟粉生产和包装工作，无烟酒等不良嗜好，未婚未育，否认家族遗传病史。

体格检查：体温37.5 ℃，P 124次/分，R 27次/分，血压为125/80 mmHg，SPO_2 60%，神志清楚，端坐体位，呼吸急促；贫血貌，杵状指，面部皮肤颜色较躯体加深，眼睑浮肿，全身重度水肿，无出血点；浅表未及明显肿大淋巴结，甲状腺无肿大。双肺呼吸音粗，双下肺可闻及少许湿啰音，未及哮鸣音；心率124次/分，律齐，未及明显杂音。腹膨隆，肝脾肋下未及，移动性浊音阳性。阴囊水肿明显，腹股沟区皮肤颜色加深；双下肢明显凹陷性水肿。

表21-1　患者实验室检查结果

项　　目	结　果	参考值范围
血常规		
C反应蛋白（CRP）（mg/L）	59.4 ↑	< 8.2
白细胞（WBC）（/L）	5.02×10^9	$3.5 \sim 9.5 \times 10^9$
NEUT%	73.1%	50% ~ 70%
红细胞（RBC）（/L）	2.96×10^{12} ↓	$4.3 \sim 5.8 \times 10^{12}$
血红蛋白（Hb）（g/L）	76 ↓	130 ~ 175
MCV（fl）	82.8	80 ~ 100
MCH（pg）	25.7	27 ~ 34
MCHC（g/L）	310	316 ~ 354
血小板（PLT）（/L）	304×10^9	$125 \sim 350 \times 10^9$
血沉（mm/h）	70 ↑	0 ~ 15
肝肾功能		
白蛋白（g/L）	28 ↓	40 ~ 55
谷丙转氨酶（ALT）（U/L）	2.6	7 ~ 40
谷草转氨酶（AST）（U/L）	10.1	13 ~ 35
碱性磷酸酶（ALP）（U/L）	240.4 ↑	35 ~ 135
γ-谷氨酰转肽酶（γ-GT）（U/L）	125.2 ↑	7 ~ 45

（续表）

项　　目	结　果	参考值范围
尿素氮（mmol/L）	8.0	2.6 ～ 7.5
肌酐（μmol/L）	67.2	41 ～ 73
尿酸（μmol/L）	591.4	155 ～ 357
钾（mmol/L）	5.85 ↑	3.5 ～ 5.3
钠（mmol/L）	136	137 ～ 147
脑利钠肽前体（pro-BNP）（pg/ml）	5 105 ↑	< 231
糖代谢		
HbA1c（%）	10.8 ↑	< 6.1%
空腹血糖（FPG）（mmol/L）	6.3	3.9 ～ 6.1
空腹C肽（ng/L）	1.80	0.8 ～ 4.2
甲状腺功能		
游离 T_3（FT_3）（pmol/L）	6.81	2.8 ～ 6.3
游离 T_4（FT_4）（pmol/L）	26.7 pmol/L	10.5 ～ 24.4
总 T_3（TT_3）（nmol/L）	1.72	1 ～ 3
总 T_4（TT_4）（nmol/L）	136 nmol/L	55.5 ～ 161.3
促甲状腺激素（TSH）（mU/L）	0.015 ↓	0.28 ～ 4.34
性激素		
黄体生成素（LH）（mU/L）	< 0.1 mU/L ↓	1.7 ～ 8.6
卵泡刺激素（FSH）（mU/L）	0.11 mU/L ↓	1.5 ～ 12.4
睾酮（nmol/L）	0.1 ↓	9.9 ～ 27.8
促肾上腺皮质激素（ACTH）（pg/ml）	86.96 ↑	7 ～ 64

（续表）

项　　　目	结　　果	参考值范围
转铁蛋白（g/L）	1.2 ↓	2.2～4.0
血清铁（μmol/L）	2.0 ↓	10.7～29.5
尿蛋白（g/24 h）	0.5 ↑	0.15
自身抗体	阴性	阴性
肿瘤标志物水平	未见异常	阴性
腹水	漏出液	
特定检查		
铟含量（μg/L）	6.0 ↑	
全血铟（μg/L）	28.8 ↑	< 3 μg/L
血清铟（μg/L）	5.5 ↑	< 3
尿铟（μg/L）	166 ↑	< 0.1

　　浅表淋巴结超声：双侧颈部淋巴结、锁骨上窝淋巴结、腋下淋巴结、腹股沟淋巴结肿大，直径多 < 2 cm。淋巴结穿刺提示反应性增生改变。

　　心脏超声：左室射血分数（LVEF）60%，左房轻度增大（内径47 mm），微量心包积液。

　　胸部CT：两肺弥漫渗出，两肺水肿、炎症性改变，纵隔区、两肺门及腋窝区多发淋巴结肿大，双侧少量胸腔积液，心影增大，肺动脉高压，心包少量积液（图21-1）。

　　腹部CT：腹水征，腹腔内及腹膜后区多发大小不一淋巴结，两侧腹壁皮下水肿。

　　脑CT：未见异常。

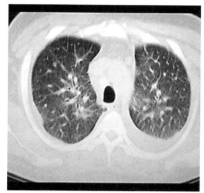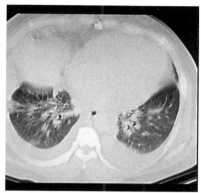

图21-1　患者入院当日胸部CT

垂体MRI：未见异常。

骨髓穿刺：造血细胞粒系、巨核系增生活跃，未见明显异形幼稚细胞。铁利用障碍性贫血。

诊断：铟中毒。

病 情 分 析

本例患者存在全身多脏器损伤，范围广泛，病情复杂，以任何单一疾病均无法解释。经淋巴结活检、骨髓穿刺、血清蛋白电泳及各部位影像学检查，排除淋巴瘤、POMES综合征、免疫风湿结缔组织病、结核病及恶性肿瘤等；因结合患者有金属铟接触史，经查全血铟、血清铟、尿铟明显高于正常值数百到数千倍，故诊断为铟中毒。

为进一步明确患者铟接触情况，另外选择了同厂的两名同事，分别测定两者血铟浓度。一名办公室文员，无明显铟接触；另一名从事铟粉加工工作。发现铟粉加工者其血铟浓度明显高于办公室文员。结果进一步证实该诊断。

治 疗 过 程

入院后经利尿消肿、补充蛋白,保肝,抗炎,降钾治疗后,水肿无明显改善;入院第10天后,持续放腹水、胸水共计10 000 ml,患者胸闷、气促仍无好转,体重无减轻。复查胸部CT提示两肺弥漫渗出较入院时进展,间质性肺炎改变,两侧少量胸腔积液及叶间积液(图21-2)。入院第15天,血尿铟检测回报,明确铟中毒诊断。

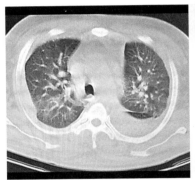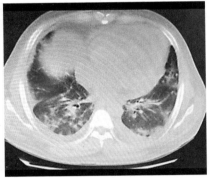

图21-2　患者入院第10天胸部CT

第16天胸闷、气促加重,心率130 ～ 160次/分,体温39 ～ 40℃,呼吸30 ～ 40次/分,SPO$_2$:80% ～ 90%。查胸片提示双肺多发炎性渗出性病变(图21-3)。遂予甲强龙40 mg,bid静推,加强抗炎、抗真菌治疗,呼吸困难逐渐缓解,体温恢复正常,水肿消退。2天后复查胸片提示两肺散在渗出性病变,与前片比较部分病灶吸收(图21-3)。

第40天,一般情况良好,无呼吸困难,食欲好,无水肿,日常活动基本正常。T 36.8℃,P 80次/分,R 19次/分,SPO$_2$ 99%,眼睑、双下肢、阴囊均无水肿,体重由94 kg降为80 kg。

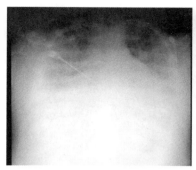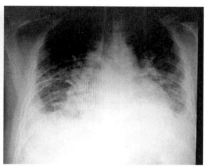

图21-3　患者入院第16天(左)、第18天(右)胸片

第60日查：CRP 3.3 g/L,Hb 130 g/L,血沉24 mm/h,白蛋白52 g/L,
ALP 94.6 U/L, γ-GT 104 U/L; 肌酐51.9 μmol/L, 尿酸514.7 μmol/L;
pro-BNP 889.3 pg/ml ↑; FPG 5.9 mmol/L, HbA1c 5.5%, C肽2.3 ng/ml,
胰岛素4.87 mU/L; TSH 1.931 mU/L, LH 16.50 mU/L, FSH 10.26 mU/L,
睾酮10 nmol/L,ACTH 57.66 pg/ml,均基本恢复至正常。遂予出院。

随　　访

　　患者出院2年内每月随访,复查血液学指标：血红蛋白、白蛋
白、垂体相关激素(除ACTH 84.22 pg/ml外)均恢复正常。HbA1c
6.4% ～ 7.1%,胰岛素释放试验提示胰岛素分泌曲线延迟。 复查
胸部CT仍提示间质性肺炎改变(图21-4)。双能X线骨密度测定
示T值：L1-L4 -2.0, 右髋-1.5, 股骨颈-2.0。复测血、尿铟浓度分
别为25.8 μg/L、7.52 μg/L。1年后于肺科医院行肺组织活检及骨
髓活检均提示铟阳性。

经 验 与 体 会

1. 铟的概况及对人体的毒性

铟是一种ⅢA族(与硼、铝、镓、铊同族)银白色软金属,可增

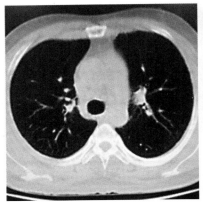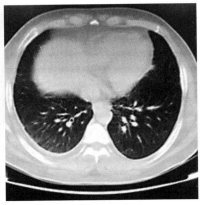

图21-4 患者出院6个月后胸部CT

加合金的硬度和耐腐蚀性,也是半导体材料的主要原料之一,其主要的化合物形式有氧化物、氯化物、硫酸盐等。动物研究发现:铟几乎不能从消化道吸收,主要以化合物形式由气管吸入进入血液循环后沉积在组织中。吸收入血的铟可与血浆蛋白结合,迅速转运到软组织及骨骼。多蓄积在肝、肾、肺、脾、睾丸等器官。铟化合物对动物的生长发育、肾脏、肝脏、血液系统、生殖系统有慢性损害。在大鼠观察到一定的致癌作用。对铟中毒大鼠的尿铟和粪便铟进行测量,发现大部分铟是通过粪便排出,少部分铟通过尿液排出。

2. 铟中毒相关的病例报道情况

2003年日本学者Homma报道了第1例与铟相关的职业病,主要由吸入氧化铟锡烟尘引起。发病时工龄3年,表现为进行性加重的干咳及劳累性呼吸困难,胸片和CT提示间质性肺部炎症,血铟(290 μg/L)显著升高,短时间内病情恶化死亡。据报道,截至2015年,相关病例报道共有13例。这些报道均集中于接触铟化合物后不同程度的肺部损害,早期出现的症状包括咳嗽、咳痰和呼吸困难等,胸片和CT提示毛玻璃样或纤维化改变。

3. 铟接触相关的研究

随着铟接触所致职业危害病例的公布,陆续发表了一些相关研究。铟接触与肺功能间存在量-效关系,血铟浓度与KL-6、SP-D水平、CT间质改变程度呈正相关,减少铟接触可减轻肺损伤。预测血清中铟的半衰期为8.09年,即使在移除接触后,铟对肺及全身各系统的影响仍长期存在。

4. 铟中毒相关致病机制

相关致病机制研究目前尚资料不足。铟化合物进入体内后可能引起巨噬细胞功能紊乱,导致肺泡内脂蛋白蓄积,进一步形成胆固醇结晶、胆固醇肉芽肿,最终导致肺纤维化和肺气肿。

5. 本例铟中毒所致的全身多脏器损害特点分析

本例患者并未局限于肺损害,其病变累及全身多脏器。

肝脏:表现为白蛋白明显降低($24 \sim 28$ g/L),考虑为铟中毒所致肝脏损害致白蛋白合成能力下降。

血液系统:血常规提示偏小细胞贫血(Hb 76 g/L),骨髓穿刺提示铁利用障碍性贫血,在除外其他血液系统疾病后考虑此为铟中毒对造血系统的毒性表现。

心脏:存在胸闷气急、夜间不能平卧、浮肿等症状,心超提示左房增大,BNP明显升高(5 105 pg/ml),均提示心脏受损。

肾脏:患者入院后在进食不佳情况下出现阶段性高血钾(1周左右),血钾$5.5 \sim 5.9$ mmol/L,伴尿量减少(利尿剂使用下$700 \sim 900$ ml/24 h)。补充皮质醇后仍不能有效降低血钾。结合患者尿铟达$166 \sim 117$ μg/L(正常 < 0.1 μg/L),推测肾脏是人体铟排泄的重要通道,铟通过肾脏排泄可导致肾脏损伤。

垂体功能:表现为多数腺垂体激素水平低下(TSH、LH、FSH、泌乳素),ACTH在最初应激情况下轻度升高,随即亦表现为下降。

由此导致甲状腺激素、性激素、肾上腺皮质功能减退,提示铟中毒对肾上腺轴、甲状腺轴、性腺轴的损害。

糖尿病:表现为HbA1c明显升高,糖皮质激素冲击下血糖升高显著(> 30 mmol/L)。HbA1c与血糖不匹配,其升高亦不排除铟对糖化血红蛋白生成的直接作用及贫血对检测指标的影响。由于患者本身具有糖尿病家族史(母亲的妹妹),同时又存在铟中毒的不良作用,故难以明确将其糖尿病归为2型糖尿病或特殊类型糖尿病。

水肿和多浆膜腔积液:低白蛋白血症、心功能不全及血管通透性固然为水肿形成因素,但经积极补充蛋白、心脏EF值60%的情况下仍水肿难以消退,不能以心力衰竭和低蛋白等因素解释。胸腹水中铟浓度显著升高,均提示铟中毒对血管及浆膜腔的直接作用。

淋巴结:多处淋巴结增大,活检提示反应性增生,考虑为铟中毒、炎症及积液多种因素的综合作用。

6. 铟中毒的治疗方法

目前,由于无针对铟中毒的特效解毒药,多采用对症支持治疗,必要时可进行全肺灌洗。防护是关键:Jsoh建议对铟职业接触者每年1～2次体检,血清铟浓度和KL-6水平可作为暴露程度和肺功能的重要参数,胸部HRCT和呼吸量测定至少1次,用以评估肺部不可逆性损害。Jsoh还根据已有的流行病学数据,将人血清铟浓度的职业接触限值设定为3 μg/L。

7. 本例铟中毒的诊疗启发

本例患者在积极使用糖皮质激素冲击后,除有效缓解间质性肺炎所致症状外,垂体功能、血管等多脏器功能均有明显恢复,是否与激素减轻了铟中毒的损害,抑或通过间接抑制铟中毒所致的免疫反应而获得多脏器的保护?铟中毒患者是否适宜早期使用糖皮质激素冲击？仍有待进一步研究。2013年铟及化合物中毒已经被列入我国新修订的《职业病分类和目录》中。随着工业的发展，亦提示临床医生应高度警惕铟中毒病例的存在。同时呼吁国内外尽快推出职业性铟中毒的诊断标准及临床的有效治疗方案。

小　　结

患者为34岁年轻男性，以"活动后胸闷气急伴全身水肿20天余"入院，入院时生命体征基本平稳，神志清楚，端坐体位，呼吸急促；贫血貌，杵状指，面部皮肤颜色较躯体加深，眼睑浮肿，全身重度水肿，SPO_2 60%。查白细胞、CRP、血钾、HbA1c偏高，肺CT示广泛炎症改变伴大量胸腔积液，超声示腹腔大量积液。追问病史，患者长期铟接触史，予检测血尿及胸水、腹水铟含量，提示明显升高（> 1 000倍）。诊断考虑"铟中毒"。予抗炎，对症治疗，患者恢复良好。

专家述评

本例为国内首例对铟中毒的详细病例报道。在患者同时存在多种器官损伤，复杂病情而又不能以一元论解释时，需要进一步拓展思维。中毒是临床医生不能忽视的一个重要因素。复旦投毒案及清华铊中毒案都是在诊断经历一段弯路后得以确诊。临床医生详细的病史采集，尤其是铟中毒接触史的询问是本例成功诊断的基础。另外，血铟、尿铟的检测也是最终获得诊断的关键。治疗上对此类中毒目前并无丰富经验，本病例值得借鉴的手段为糖皮质激素的使用，是否值得推广还有待进一步积累经验。

随着社会的发展，环境污染及生活方式的改变，急性和慢性中毒病例将越来越多，本例病例提醒临床医生需拓宽思维，与时俱进。

（李　虹）

参考文献

[1] ZHENG W, WINTER SM, KATTNIG MJ, et al. Tissue distribution and elimination of indium in male Fischer 344 rats following oral and intratracheal administration of indium phosphide. J Toxicol Environmen Health, Part A Current Issues, 1994, 43(4): 483−494.

[2] 拉扎列夫, 加达斯基娜. 工业生产中的有害物质手册（第三卷）. 金峰, 周树森译. 7版. 北京. 化学工业出版社, 1986: 671.

[3] UEMURA T, ODA K, OMAE K, et al. Effects of intratracheally administered indium phosphide on male Fischer 344 rats. J Occup Health, 1997, 39 (3): 205−210.

[4] 曲波, 李雪飞, 王帆, 等. 硫酸铟亚慢性毒性的实验研究. 工业卫生与职业病, 2008（34）: 1−3.

[5] CHAPIN RE, HARRIS MW, HUNTER ER, et al. The reproductive and developmental toxicity of indium in the Swiss mouse. Fundament Appl Toxicol, 1995, 27(1): 140−148.

[6] RAO DV, SASTRY K SR, GNMMOND HE, et al. Cytotoxicity of some Indium[J]. J Nucl Med, 1988, 29(3): 375−384.

[7] NAKAJIMA M, TAKAHASHI H, NAKAZAWA K, et al. Fetal cartilage malformation by intravenous administration of indium trichloride to pregnant rats[J]. Reprod Toxicol, 2007, 24(3−4): 409−413.

[8] NAGANO K, NISHIZAWA T, UMEDA Y, et al. Inhalation carcinogenicity and chronic toxicity of indium-tin oxide in rats and mice[J]. J Occup Health, 2011, 53: 175−187.

[9] HOMMA T, UENO T, SEKIZAWA K, et al. Interstitial pneumonia developed in a worker dealing with particles containing indium-tin oxide[J]. J Occup Health, 2003, 45(3): 137−139.

[10] AMATA A, CHONAN T, OMAE K, et al. High levels of indium exposure relate to progressive emphysematous changes: a 9-year longitudinal surveillance of indium workers[J]. Thorax, 2015, 70(11): 1040−1046.

[11] CHONAN T, TAGUCHI O, OMAE K. Interstitial pulmonary disorders in indium-processing workers[J]. Eur Resp J, 2007, 29(2): 317−324.

[12] HAMAGUCHI T, OMAE K, TANAKA A, et al. Exposure to hardly soluble indium compounds in the ITO producing and recycling plants is a new potent risk of

interstitial lung damage[J]. Occup Environ Med, 2008, 65: 51–55.

[13] BLAZKA ME, TEPPER JS, DIXON D, et al. Pulmonary response of Fischer 344 rats to acute nose-only inhalation of indium trichloride[J]. Environ Res, 1994, 67(1): 68–83.

[14] Japan Society for Occupational Health. Documentation of occupational exposure limit of indium and compounds based on biological monitoring[J]. San EiShi, 2007, 45: 137–139.

22 多发性内分泌腺瘤病 1 型

陈　铭　李　楠　王严茹　张曼娜　卜　乐　杨　篷

背景资料

多发性内分泌腺瘤病 1 型（multiple endocrine neoplasia type 1，MEN1）是一种常染色体显性遗传的内分泌肿瘤综合征，主要表现为原发性甲状旁腺功能亢进症、胃肠胰腺神经内分泌肿瘤、垂体前叶腺瘤，也可有其他肿瘤表现。目前认为，MEN1 基因突变是 MEN1 的主要发病机制。国外报道 MEN1 的发病率约为 0.25%，国内近几年对该病亦有陆续报道。现就我科收治的 2 例同一家系的 MEN1 患者进行详细分析。

病 例 简 介

先证者（Ⅲ：9）：男性，46 岁，因"体检发现胰腺占位 4 天"来院就诊于肝胆胰外科，B 超示胰头占位（约 1.5 cm × 1.6 cm），后续检查发现血钙、甲状旁腺激素（PTH）升高，甲状旁腺占位，转入我科。既往史：高血压病史 5 年；乙肝大三阳病史 5 年余；左侧肾上腺腺瘤 5 年余，未处理；右侧甲状腺部分切除术后 17 年；左侧肾盂结石外科术后 5 个月。婚育史：已婚未育，否认近亲结婚。家族史：见家系图（图 22-1）。

先证者弟弟（Ⅲ：10）：男性，38 岁，因"发现血钙升高 1 周"入院，患者因哥哥确诊 MEN1 来院就诊，检查发现血钙、PTH 升高，

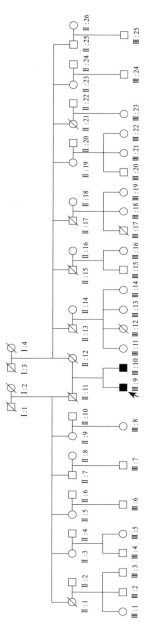

图22-1　家系图谱

[注] Ⅱ:1 患脑部肿瘤，具体不详；Ⅱ:3 患耳后瘤；Ⅱ:11 克罗恩病去世；Ⅱ:12 肝硬化去世；Ⅱ:13、Ⅱ:15、Ⅱ:17 肺部疾病去世，具体不详；Ⅱ:21 肝脏疾病去世，具体不详；Ⅱ:25 皮肤改变，瘤样凸起；Ⅲ:6 患糖尿病；Ⅲ:12、Ⅲ:17 尿毒症或胃泌素瘤去世；Ⅲ:21 患垂体瘤，目前治疗中

表22-1　两例患者OGTT结果

		空腹	0.5 h	1 h	2 h	3 h	4 h	6 h
先证者 （Ⅲ:9）	血糖（mmol/L）	4.5	10.4	9.5	7.3	3.6	4.8	4.8
	胰岛素（mU/L）	23.3	587.8	341.6	112.5	16.8	10.87	9.28
	C肽（ng/ml）	3.47	28.15	24.99	15.5	5.98	3.48	2.26
先证者弟弟 （Ⅲ:10）	血糖（mmol/L）	4.6	10.6	6.1	5.2	3.3	/	/
	胰岛素（mU/L）	9.8	172.1	55.79	19.65	10.11	/	/
	C肽（ng/ml）	2.62	14.74	10.95	6.24	3.43	/	/

甲状旁腺占位, 拟 "多发性内分泌腺瘤待排" 收治。既往史: 左肾结石 (2.7 cm × 1.5 cm) 微创术后 4 年。个人史: 吸烟史数年, 现 20 ~ 40 支/日。婚育史: 已婚已育, 育有 1 子。

体格检查

先证者 (Ⅲ : 9): 体温 37.0℃, 脉搏 80 次/分, 呼吸 18 次/分, 血压 152/85 mmHg。身高 170 cm, 体重 73 kg, 体重指数 (BMI) 25.25 kg/m²。一般情况可, 无满月脸、水牛背。后颈部、背部及腹部皮肤多见瘤样凸起, 高出皮肤, 有蒂 (图 22-2)。甲状腺无肿大、未触及震颤。心、肺、腹查体无殊。

先证者弟弟 (Ⅲ : 10): 体温 37.0℃, 脉搏 80 次/分, 呼吸 19 次/分, 血压 117/82 mmHg。身高 168 cm, 体重 60 kg, 体重指数 (BMI) 21.25 kg/m²。一般情况可, 无满月脸、水牛背。颈部、胸部皮肤可见数个瘤样凸起, 高出皮肤, 有蒂, 质软 (图 22-2)。甲状腺无肿大、未触及震颤。心、肺、腹查体无殊。

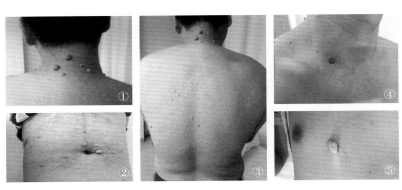

图 22-2　两例患者颈部、躯干部皮肤瘤样病变

[注] ①、②、③为先证者 (Ⅲ : 9) 的皮肤改变, ④、⑤为先证者弟弟 (Ⅲ : 10) 的皮肤改变

实验室检查

先证者 (Ⅲ : 9) 甲状旁腺占位及性质评估: 血钙 2.82 mmol/L

（参考范围2.15～2.55 mmol/L，下同），血磷0.82 mmol/L（0.87～1.45 mmol/L），24 h尿钙8.95 mmol/24 h（2.5～7.5 mmol/24 h），24 h尿磷18.55 mmol/24 h（< 32.3 mmol/24 h），全段PTH 172.0 pg/ml（10.0～69.0 pg/ml），片段PTH 15.11 pmol/L（1.6～6.9 pmol/L）；胰腺占位及性质评估：延长OGTT结果见表22-1，HbA1c 5.3%（4.5%～6.3%），胃泌素95.0 pg/ml（34.41～91.83 pg/ml）；其他MEN1肿瘤排查：泌乳素1 158 mIU/L（86～324 mIU/L），睾酮8.2 nmol/L（9.9～27.8 nmol/L），黄体生成素6.39 IU/L（1.7～8.6 IU/L），卵泡刺激素13.09 IU/L（1.5～12.4 IU/L），生长激素0.1 ng/ml（< 10 ng/ml）；血尿常规、肝肾功能、甲状腺激素全套、肾素、血管紧张素、促肾上腺皮质素和皮质醇节律无异常。

先证者弟弟（Ⅲ:10）：血钙3.12 mmol/L，血磷0.83 mmol/L，全段PTH 385 pg/ml，片段PTH 41.38 pmol/L；OGTT见表22-1；甲状腺激素全套、性激素、胃泌素无异常。

甲状腺旁腺超声：先证者（Ⅲ:9）甲状腺左侧叶中上背侧结节（20 mm×15 mm×16 mm），考虑甲状旁腺来源可能。先证者弟弟（Ⅲ:10）双侧甲状腺后方实质性占位性病变，右侧16 mm×10 mm，左侧21 mm×13 mm。

99mTc-甲氧基异丁基乙腈（MIBI）显像：先证者（Ⅲ:9）左上甲状旁腺病变，考虑甲状旁腺增生可能。先证者弟弟（Ⅲ:10）左下甲状旁腺功能亢进。

上腹部CT：胰腺未见异常。

双能X线骨密度：先证者（Ⅲ:9）骨质疏松（T值：L1-4 −3.7，右髋−3.1，股骨颈−3.1）。先证者弟弟（Ⅲ:10）骨质疏松（T值：L1-4 −4.0，右髋−1.8，股骨颈−1.4）。

肾上腺CT：先证者（Ⅲ:9）双侧肾上腺腺瘤（右侧1.1 cm，左侧2.2 cm），考虑为无功能腺瘤。先证者弟弟（Ⅲ:10）左侧肾上腺内外侧支结节,腺瘤可能;左肾萎缩,左肾盏内多发结石。

上腹部增强MRI+MRCP:先证者(Ⅲ:9)胰头部富血供肿瘤(1.0 cm),倾向于神经内分泌肿瘤。先证者弟弟(Ⅲ:10)无异常。

胃镜:先证者(Ⅲ:9)慢性浅表性胃炎伴糜烂。先证者弟弟(Ⅲ:10)无异常。

结肠镜:先证者(Ⅲ:9)无异常。先证者弟弟(Ⅲ:10)无异常。

垂体增强MRI:先证者(Ⅲ:9)无异常。先证者弟弟(Ⅲ:10)垂体前叶中下部囊性灶(5 mm×3 mm),Rathke's囊肿可能。腹壁皮肤瘤样组织病理报告示纤维上皮性息肉。

腹壁皮肤瘤样组织性质评估:先证者(Ⅲ:9)活检示软纤维瘤。先证者弟弟(Ⅲ:10)活检示纤维上皮性息肉。

基因诊断:两例患者均为MEN1基因第10号外显子c.1512G > T(E468X)突变(图22-3)。

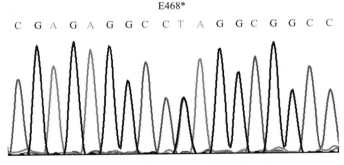

图22-3　两例患者MEN1基因测序结果

诊断

先证者(Ⅲ:9):① 多发性内分泌腺瘤病1型(甲状旁腺腺瘤、甲状旁腺功能亢进症、胰腺腺瘤、肾上腺腺瘤、皮肤软纤维瘤);② 骨质疏松;③ 高血压(2级,高危)。

先证者弟弟(Ⅲ:10):① 多发性内分泌腺瘤病1型(甲状旁腺腺瘤、甲状旁腺功能亢进症、肾上腺腺瘤、皮肤纤维上皮性息肉);② 骨质疏松。

病 情 分 析

2012年美国内分泌学会(The Endocrine Society,TES)MEN1指南提出MEN1的诊断基于以下3个标准之一即可成立:① 发生2个及2个以上MEN1相关内分泌肿瘤;② MEN1患者的一级亲属发生1个MEN1相关肿瘤;③ 无症状或还未发现MEN1相关肿瘤的生化、影像学异常,但已明确MEN1基因突变。

经实验室检查、影像学检查、皮肤活检、基因检测等检查后,结果表明先证者(Ⅲ:9)患甲状旁腺高功能腺瘤、胰腺腺瘤、肾上腺腺瘤、皮肤软纤维瘤,先证者弟弟(Ⅲ:10)患甲状旁腺高功能腺瘤、肾上腺腺瘤、皮肤纤维上皮性息肉,两例患者均为MEN1基因第10号外显子c.1512G > T(E468X)突变(图19-3),MEN1诊断明确。

治 疗 过 程

先证者(Ⅲ:9)行左上甲状旁腺+左下甲状旁腺切除术,胰腺及肾上腺考虑为无功能腺瘤,暂不手术;先证者弟弟(Ⅲ:10)予行左下甲状旁腺+右下甲状旁腺切除术;术后均予骨化三醇0.25 μg,bid;碳酸钙600 mg,qd。另予唑来膦酸注射液(密固达,5 mg静滴)改善骨质疏松,定期随访。

随 访

治疗后生化指标变化和病理结果见表22-2,两位患者于术后1周血钙、血磷已恢复正常范围,全段PTH、片段PTH显著下降。

表22-2　两例患者手术前后生化指标变化及术后病理

		血钙（mmol/L）	血磷（mmol/L）	全段PTH（pg/ml）	片段PTH（pmol/L）	术后病理
先证者（Ⅲ:9）	术前	2.82	0.82	172	15.11	/
	术后第2天	2.38	0.81	/	2.12	增生性改变
	术后1周	2.36	1.07	/	5.33	
先证者弟弟（Ⅲ:10）	术前	3.12	0.83	385	41.38	/
	术后第2天	2.34	0.37	5.0	2.45	增生性改变
	术后1周	1.96	0.97	48.1	7.17	

经验与体会

1. MEN1的常见临床表现有哪些

MEN1是一种由于抑癌基因MEN1突变导致的常染色体显性疾病，可有多种临床表现，典型表现为原发性甲状旁腺功能亢进症（简称甲旁亢）、胃肠胰神经内分泌肿瘤（neuroendocrine tumors，NET）、垂体前叶腺瘤，不典型表现为支气管或胸腺类癌、肾上腺肿瘤、脑膜瘤、面部血管纤维瘤等。国外报道MEN1的发病率约为0.25%，MEN1最常见的临床表现为原发性甲旁亢（发病率90%），常累及多个腺体，比非MEN1甲旁亢患者发病年龄早（20～25岁/55岁）、易发生严重骨质疏松、男女发病率相似（1:1/1:3），恶性变少见。胃肠胰NET占第2位（50%），也是决定MEN1患者生存时间的重要因素,其中无功能神经内分泌腺瘤是MEN1恶性程度最高的肠胰肿瘤。肾上腺肿瘤占20% ~ 73%,主要是无功能性肾上腺皮质肿瘤[3]。国内报道较少,上海市瑞金医院1998—2014年共诊断51例MEN1,同样以甲旁亢为首发症状最常见(76.5%)。

2. MEN1的主要皮肤改变有哪些

MEN1较常见的皮肤损伤为面部纤维血管瘤、胶原瘤,Asgharian等研究发现,110例胃泌素瘤患者中比较MEN1与非MEN1者血管纤维瘤、胶原瘤的发生率分别是64%/8%和62%/5%,且结合多发血管纤维瘤(> 3个)和/或胶原瘤诊断MEN1的敏感性达75%、特异性高达95%,表明MEN1相关皮肤损伤对其早期诊断的独特价值。本文两例患者具有明显的皮肤改变,为颈部、躯干皮肤的瘤样凸起,活检示软纤维瘤,既往文献少有报道。

3. MEN1的诊断标准是什么

2012年TESMEN1指南提出MEN1的诊断基于以下3个标准之一即可成立:① 发生2个及2个以上MEN1相关内分泌肿瘤;② MEN1患者的一级亲属发生1个MEN1相关肿瘤;③ 无症状或还未发现MEN1相关肿瘤的生化、影像学异常,但已明确MEN1基因突变。

4. MEN1基因突变

MEN1基因位于染色体11q13,包含10个外显子,编码蛋白含有610个氨基酸,称menin蛋白。目前认为"二次打击"学说可以解释肿瘤的发生,即生殖细胞水平的MEN1杂合突变为第一次打击,在体细胞水平常发生某段染色体的缺失,为第二次打击。自1997年MEN1基因被确定以来,至今已发现约614种不同的MEN1基因突变,其中大部分为错义突变或无义突变,若突变导致提前出现终止密码，menin蛋白长度变短，则蛋白不能转移到胞核而丧失功能。

5. 两例患者的MEN1基因突变类型是什么

本文两例患者的MEN1基因测序示第10号外显子上存在无义突变，为c.1512G > T（E468X）突变，即第1512位核苷酸由G变成T，造成第468位的谷氨酸（GAG）突变为终止密码子（TAG），menin蛋白截短，影响蛋白质正常功能，为两例患者临床表型的遗传学基础。该突变位点于2007年被德国学者Schaaf等首次报道，国内尚未见报道。Schaaf等报道称有6例患者检测出此突变基因，按肿瘤类型分类共患5例甲旁亢、4例胃肠胰NET、3例垂体前叶肿瘤，与本文两例患者表型不完全一致；且在基因与表型的相关研究中发现无义突变有高风险的胃肠胰NET和胸腺或肺部类癌的发生率，应定期随访，并完善家系成员的基因筛查。由于先证者母系家属中有3位死亡年龄较早（55～56岁），1位有垂体瘤病史，2位死于尿毒症或胃泌素瘤所致出血，父系家属未见明显异常，故推测该突变基因是母系家族来源可能。MEN1报道的最早发病年龄是5岁，对于此家系中下一代的基因筛查需在尽可能早的时机进行；先证者弟弟的儿子经基因筛查未发现相关突变。

小　　结

两例患者均存在"高血钙，皮肤病变"。但就诊原因各不相同。先证者以"胰腺占位"首诊，而先证者弟弟为其哥哥确诊后由医生建议入院。两例患者均为典型MEN1病例（甲旁亢，皮肤纤维瘤），经手术切除甲状旁腺，高钙得以降至正常水平，后续随访过程中患者无不适主诉。

专家述评

　　多发性内分泌腺瘤可表现多样,本例患者即首诊肝胆外科(发现胰腺占位),进而发现高钙血症,请内分泌会诊才明确MEN1诊断。甲旁亢和皮肤病变往往是MEN1最突出和常见的表现,也多是发现MEN1的重要线索。因此,除了提高内分泌专科医生对MEN1的诊断水平,更有必要对相关科室进行必要培训,以免误诊。本例患者正是通过及时、准确的诊断,才避免了一项高风险、又非必要的手术行为(胰腺肿瘤手术),大大提高了患者的生存质量。同时,明确诊断多发性内分泌腺瘤后,考虑该病为基因突变所致,进一步筛查相关亲属,明确了患者弟弟亦罹患多发性内分泌腺瘤,并及时给予治疗。

　　多发性内分泌腺瘤的诊断除临床表现外,有赖于基因诊断,随着病例的不断发现,亦会不断增加新的基因突变类型,提高对此疾病的认识。

(李　虹)

参考文献

[1] THAKKER RV, NEWEY PJ, WALLS GV, et al. Clinical practice guidelines for multiple endocrine neoplasia type 1 (MEN1). J Clin Endocrinol Metab, 2012, 97(9): 2990−3011.

[2] THOMAS-MARQUES L, MURAT A, DELEMER B, et al. Prospective endoscopic ultrasonographic evaluation of the frequency of nonfunctioning pancreaticoduodenal endocrine tumors in patients with multiple endocrine neoplasia type 1. Am J Gastroenterol, 2006, 101(2): 266−273.

[3] GATTA-CHERIFI B, CHABRE O, MURAT A, et al. Adrenal involvement in MEN1. Analysis of 715 cases from the Groupe d'etude des Tumeurs Endocrines database. Eur J Endocrinol, 2012, 166(2): 269−279.

[4] 宁光. 多发性内分泌腺瘤病. 中华医学会第十三次全国内分泌学学术会议, 2014.
[5] VIDAL A, IGLESIAS MJ, FERNÁNDEZ B, et al. Cutaneous lesions associated to multiple endocrine neoplasia syndrome type 1. J Eur Acad Dermatol Venereol, 2008, 22(7): 835-838.
[6] ASGHARIAN B, TURNER MF, ENTSUAH LK, et al. Cutaneous tumors in patients with multiple endocrine neoplasm type 1 (men1) and gastrinomas: prospective study of frequency and development of criteria with high sensitivity and specificity for MEN1. J Clin Endocrinol Metab, 2004, 89(11): 5328-5336.
[7] LA P, DESMOND A, HOU Z, et al. Tumor suppressor menin: the essential role of nuclear localization signal domains in coordinating gene expression. Oncogene, 2006, 25(25): 3537-3546.
[8] KNUDSON AG. Mutation and cancer: statistical study of retinoblastoma. Proc Natl Acad Sci USA, 1971, 68(4): 820-823.
[9] 李小英. 多发性内分泌腺瘤病. 中国实用内科杂志, 2006, 26 (22): 1763-1766.
[10] SCHAAF L, PICKEL J, ZINNER K, et al. Developing effective screening strategies in multiple endocrine neoplasia type 1 (MEN 1) on the basis of clinical and sequencing data of German patients with MEN 1. Exp Clin Endocrinol Diabetes, 2007, 115(8): 509-517.
[11] STRATAKIS CA, SCHUSSHEIM DH, FREEDMAN SM, et al. Pituitary macroadenoma in a 5-year-old: an early expression of multiple endocrine neoplasia type 1. J Clin Endocrinol Metab, 2000, 85(12): 4776-4780.